JN113224

私にとっての「把手共行（はしゅきょうこう）」

―記憶、その思い込みとこだわりにつきあう―

齊藤征司
Seiji Saito

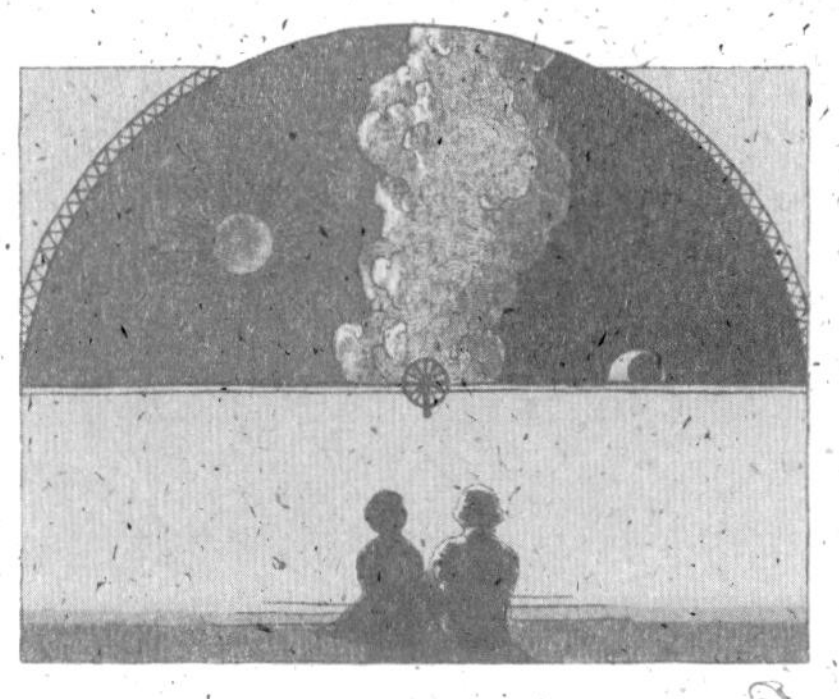

秋田文化出版

私にとっての「把手共行（はしゅきょうこう）」

―記憶、その思い込みとこだわりにつきあう―

目次

はじめに　―私にとっての把手共行―

精神科医になって五十四年にもなり、三十数年になる診療所での街医者をやっと卒業した所である。こんなにも長い年月、自分は何をしてきたのかを考えていて、一番思い浮かぶのは「人が語る記憶とその思い込み・こだわりとつきあってきた」ということだと気がついた。もう一つ気になってきたことは、患者は「どうにもできない」とか「どうにもならない」との訴えで訪れ、それについて回答を求め、治療者が戸惑い、どうにも解決出来ないような問いかけをしてくる、つまり治療者に対決しているような態度で訪れる傾向があることである。まるで治療者が困ることを前提にしているような質問が多い印象もある。そんな経験をその都度自分なりに文章にして残してきたが、それらに加筆しエッセイとしてまとめてみるつもりである。学問的主張ではなく自分の考え方を見つめ直してみたいということである。

「思い込み」は、辞書的には固く信じて疑わないことと定義されるが、「思い込む」となると信じて疑わないことに加えて心中に隠して外に表さないこととなる。「こだわり」は些細な事に囚われること、拘泥であるが、「思い入れ」のような良い意味で使うと些細なことまで思いをこめる、気を配るという意味にもなる。そうなると人との関係からみると、この思い込みとこだわりには二つの意味合いがあることになる。一つは、その人の人柄を示す意味であり、性格、性質、傾向、特質、特徴など言い方は多くあるものの、要するにその人を思い浮かべるときのイメージを表すことかと思う。あの人はどんな方?と言われて思い浮かべるイメージである。もう一つの思いこみとこだわりは、「思い煩う」とでもいうように、その頑固さ異様さのためにその人が苦労する場合であり、そのせいで不安、抑うつ、神経質、興奮、ときには妄想の世界などが生じて抜けられなくなる世界である。

人間の身体は、特に細胞レベルで考えても常に変化し元の身体ではないように、同じことはこころの方でも言えるのではないかと思う。生きているのは経験の積み重ねであり昨日の自分の考えからは今日は少し違っているので、この変化を受け入れる方が自然だといえる。しかし、過去の満足感の思いや逆に辛い心的外傷体験に執着すると、過去のこれらの内容がその時点に止まってしまう様子が「思い込み、こだわり」となるので、常に先々に進んでいる日常生活という現実世界と距離が生まれ、対峙あるいは対立してしまうことになる。しかも自分で意識しない心の内部にしまい込まれているもの(精神医学的には抑圧)である分厄介である。

治療的関係では、その執着して留まっている時代を再現することがあり、言葉にしていく作業でもある。その結果、少し広い視野が現れる可能性があって、その変化の受け皿になるのが治療者であり、それが治療関係といえると思っている。当然のことだが、わざと症状を作る人はいないわけで、様々な症状は無意識から生じているものに違いない。人は自分の内部の問題と外部からの問題を同時に生きているので、内からと外からの危機（不安、不快感、罪悪感、葛藤、心の痛みなど）に対して常に身を護る必要があり、それを医学的には防衛機制（自分が破綻しないように守る方法）と呼んでいる。例えば、抑圧、逃避、退行、反動、置き換え、打ち消し、合理化など多くのやり方を誰でもとっているし、それが出来ることが成長したことになるのだが、これらの方法を駆使しても思い込みやこだわりが無くなるわけではないのが難しいところである。

訴えの「どうにもできない・どうにもならない内容」とは、例えば、過去の生活の歴史で、連れ合いの死、恋愛や失恋、離婚の体験とか対人関係での破綻、あるいは現実の問題としての借金とか会社倒産とか、既に起こった内容を元に戻すことが不可能なのは明らかである。悩み方であっても、自分がとにかく不幸であるとか死ぬしかないとか、ある種の考え方に囚われていることも難しさでは同様である。会話でも質問でも治療者に満足な回答を求めているので、満足できない答えとなると更に治療者が困り果てるような言い方をしてくることになり、「それではどうにもならないでしょう！」と宣言をすることも生じる。確かに自分で必死に悩んでも解決しなかったので外来を訪れたのだから、出発点は「どうにもならない」に違いないのだが、そのために完璧な解決策を求めて、かなりの期間、まるで挑戦するような姿勢になることが多いのだと判る。

患者は「思い込みとこだわり」それに「どうしようもない悩み」をひたすら主張し、治療者はそれに回答することを繰り返すというつきあいに終始していれば、患者と治療者は対峙する関係となり、議論するはめになり、ついには対立構造となってしまう。本来治療は患者と治療者、あるいは患者やその家族と治療者および医療関係者とが協力し病気と闘っていく共同作業であるのに、何故か対立関係を生じて治療中断という結果になる例がある。対峙する関係を、医療関係者は「患者の後ろには家族がいるのは当然だが、その後ろには弁護士がいる」と語ることがあり、学校関係者の話でも「生徒の後ろには保護者がいるが、最近はＳＮＳ、マスコミと法律家がいる」と語ったりする。世の中も同様に、職場でのパワハラ、モラハラなどの構造も、ＳＮＳ上でのやり取りでも、買い物での満足度であっても、酷い場合は特殊詐欺のような犯罪者集団であっても、自分と他者との関係を得か損か、勝ちか負けかという対立構造でとらえているように見えることがある。少なくとも精神科の治療は対立構造とならない関係性を考えていくことであると思ってきた。

その課題が表題としてあげた「把手共行(はしゅきょうこう)」という禅語である。これは南宋時代の禅僧、無門慧開の書、無門関にある「趙州狗子(じょうしゅうくす)」の公案からの引用である。ある時「犬に仏性があるか」

と聞かれた趙州禅師は「無」と答えたということで、無門はこの公案に六年も悩んだというのである。つたない知識で恐縮なのだが、仏教の大前提である〝一切衆生悉有仏性〟についての問いであり、要は犬に仏性は有るかの問いに、有る無しの答えではなく「無」と答えたというのである。有るでも無しでも返答すると、相手は対立した返答として逆の質問を用意していることは判る。どこまで行っても解決できない質問攻めとなるに違いない。「無」の返答は、有る無しという対立構造など生じるはずがない、そんなこだわりは意味がないという世界観かと想像する。そこまで立派な言い方をしなくても、インターネットで調べたような答えは無いかもしれないが、対立ではなく同じ方向を向いて、手を携えて一緒に歩もうではないかという心情をつきあいの基本にしておくとお互いに先へ進めると思っている。このような考え方でつきあいあるいは関係を保っていくのが治療的であり、意味を持つのだということを様々な例でまとめてみようと考えている。もとより、自分の経験例をそのまま紹介するわけにはいかないので、様々な経験から想像し創作した物語ではあるのだが、文才の無さはあらかじめ断っておきたい。思い込み・こだわりは立場、年代を問わないので、その分様々な設定ができると思っている。

大事なことは、治療で経験した患者の記憶やその変化だけでなく、治療過程や日常生活の中で治療者側の内面にも変化があるということである。自分側（治療者としても）にも同じような思い込みやこだわりが生じることがあり、そのことに気が付いてつきあうのが治療的といえそうである。悲惨な生活を聞いているといつの間にかその悲惨さ全体に囚われてしまう。そこから目を離せなくなる自分がいて同情はあるが一緒に悩むような状況で終わるのである。しかし、治療的というのは、お互いの成長なのか成熟なのか、人は自然に記憶を包み込むような安全操作としての「余裕」を身に着けるようになるのではないかと考えている。それを意識できるようになるのが治療を通じてお互いが成長するということかと思う。このような変化を知るために行うのが医学では症例研究である。様々な例を検討すると問題点とか本当の原因とかを探ることができるので、内科や外科のように精神科でも普通のこととして行われてきている。しかし、既に表明したように個人情報保護の見地から現実の例を示すことは出来ないので、これから示す症例は全てフィクションである。

第一章では高齢者と悩みの関係を考えてみる。思い込みとこだわりが最も目立つのは、長い経験があり、人の営みの深さや広がりが見て取れるような高齢者の悩みである。年を経た人とのつきあいでは、誰でも一人ひとりは波乱万丈の人生であることに感動することが多く学ぶことが多いものだが、老人をテーマにして避けられないのは認知症の問題である。認知症については後半第四章で考えることにするが、認知症の診断や治療法についてではなく、つきあいをテーマに考え、病気とのつきあいなのか、その人物そのものとのつきあいなのかを考えるべきと思っている。老人は私を含め扱われるのは嫌なものである。認知症であっても単純に観察した症状が記載され、扱うための介護計画を示されるのは至極当然と思われがちだが、考えてみると扱う側と扱われる側という対立構造を当初から設定していることになる。老人はある程度であっても対等な関係性を大事にしてもらう方が楽であり、認知症であってもその気持ちに変わりはないと思う。その関係性を重要視するのが治療的であるし、その方が人間関係として健全であることの発見になると思っている。

第二章では、高齢者と対極にある、人生早期の子どもや青年についても考えてみたい。子どもたちが成長過程で遭遇する思い込みやこだわりが人との対立関係を生むが、その後は考え方を変化させ、その変化でものの見方が変わっていくことを経験する。そのための一歩は、子どもが親や大人との関係から人間関係をどう見ているかだが、ここに他人との対立構造の存在を考え、老人の見方と対比してみることで成長の在り方が判るかもしれないと思う。思春期は情緒不安定な時期であり治療者は苦労することが多く、そのため精神科医の中では子どもの治療を避けてしまうこともある。避けてしまう理由は、とにかく時間がかかるとか親や教師などとも関わる必要があり面倒だという面もあるが、それ以上に子どもとの治療関係で生じる様々な不安定な情緒的変化を、どう理解し対処するかに苦労することがあらかじめ想像できるからである。思春期との関係を少しでも平気になる方法として自分に言い聞かせてきたことがあるが、それは誰でも知っている物語〝西遊記〟を精神医学的に読んでみることである。三蔵法師を治療者と位置づけ、患者である孫悟空との関係から治療者のあるべき姿を想像してみることから学ぶ試みである。後で紹介するが、どんな波乱があろうとも悟空を見捨てず成長を見守るという物語を知っておくのも助けになると思っている。

第三章では、人が人生の多くの時間を過ごすことになる社会生活あるいは世間との関連で思い込みやこだわりに苛まれることと、社会の中で生じる対立構造感覚を取り上げてみたい。世の中は人生にとって重要な場所ではあるのだが、家庭やその他の地域社会との関係ではどんな位置づけになるのだろうか。唐突な話であるが、最近田舎では山の中だけでなく町に近い場所でも熊や猪に遭遇するというニュースが流れる。それは人側の開発が進みすぎて山奥と町との境が少なくなり直接接してしまったからと言われており、つまり昔のような里山が無くなった結果なのだという。緊張度の高い職場という環境を山奥や森になぞらえると、町にある自分の家庭との境には世間という緩衝帯が里山のように存在している。それが無くなっていて、つまり途中の安全地帯がないまま家に到着することになるので、緊張が連続したまま家に着いている時代なのかと思う。普通、帰宅途上は緊張からの解放があり、気分的に安心状態になれるはずだが会社での緊張を引きずったままでは辛い環境となる。緊張を緩める作業を担うのが町の安全性であり世間が責任を持つメンタルヘルスなのであると思っているが、現代の社会はまるで里山のない世界と同じで、常に緊張のまま生活し帰宅となるのではないかと考えてしまう。

人生の営みの中で緩衝帯という安心操作を何処で行うのがいいのかを考えるために、とりあえず判りやすいという意味で職場がらみの悩みも取り上げてみたいと考えている。

最終章では、これらから学んだことを参考にして、健康になるあるいは健康であるための工夫を考え、提案したいと考えている。精神科治療は現実離れしたものではなく、日常生活の役に立つはずというのが基本だと思っているからである。

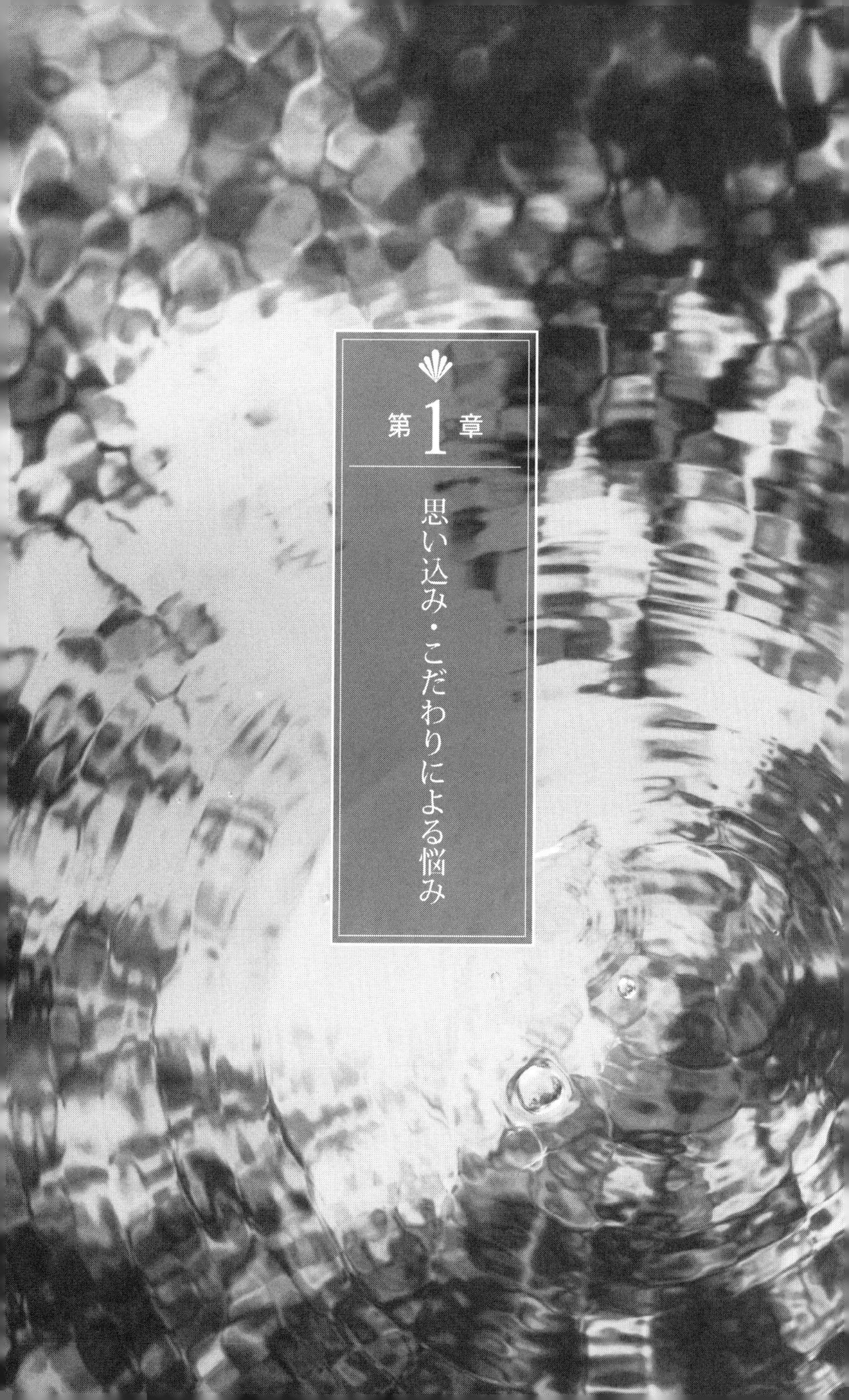

第1章

思い込み・こだわりによる悩み

〝つきあい〟の基本と治療としての姿勢

思い込みやこだわりと悩みの関係を考えるために、精神科の治療場面での考え方を説明しておきたい。精神科は特殊と思われていた時代もあるが、実際はその他の医学と同じように病気の診断と治療を行う。その治療の手立てが言葉による〝つきあい〟が基本になっていて、病気だけではなくその人の営みに関心を持つという考え方をする。その考え方から思い込みやこだわりと悩みの関係に注目してみたい。

今だから〝つきあい〟と表現しているが、医者になった当初は全く違う感覚だったことを白状せざるをえない。一九六〇年代後半から七十年代後半では精神科の外来を自分から訪れる患者は少なく、連れてこられる方が大半であり、それ以外は往診で診察することも少なくなかった。ある町役場の要請で、山の中腹の小屋に得体のしれない人間が住み込んでいて「あれは絶対おかしい人間（精神障害）だ」と言うので出向くことになった。看護師と警察官、それに役場の職員と一緒だったが、決心して足を踏み出し上り始めて振り返ると、何と誰もついてきていないのである。その瞬間、小屋の窓から長髪の男が飛び出しそのまま山奥に逃げ去ったのだが、そこで警官らが「待て！」とばかりに追いかけるのだった。これが医療？と思ったものだったが、患者が目の前にいないことにホッとして帰ることが出来たのだった。また、ある日の往診では、患者がそう状態であり、屋根に上って瓦を投げつけているというのであった。「登って来い」と言うので二階の屋根に登ろうとしたが、もとより高所恐怖症傾向があり、登るのは到底無理だったので、患者にその旨を伝え「明日来るので明日は下で待ってて」と告げて退所したのだった。ところが翌日の朝に患者が病院玄関で待っていて「屋根にも登れないのだし、近所迷惑だから来てやった」と言うので診察ができたのだった。また別の被害妄想患者の例では、自宅に往診して説得、何とか病院受診を約束できたが、立ち上がった患者の右足が抜け落ちて床に転がったのにびっくり仰天、義足だったのである。そのまま病院へ行くことになったが、後かたづけの看護師が家の中から呼ぶので行ってみると、寝ていた布団の下に抜身の日本刀が敷いてあったのである。患者は護身用と思っていたらしいが、知っていたら行かなかったかもしれない。また別の例では、朝出勤し元気な声で「おはよう」と言って玄関ホールに入ると様子が変、目の前に若い男性が包丁を手に立っているではないか。周囲を大勢の人が囲んで誰も一言も声がない状態である。目の前だったので逃げることもできず、思わず「その包丁どこから持ってきた？」と声掛けしてしまったのだが、何と「家から」と言うので、また思わず「それじゃ家の人が困るから戻してからまた来て」と言うと素直に「はい」と言って帰っていき夕方に受診したのである。彼は辛いことがあり入院したかったのだが、どうやれば入院できるか分からなかったのである。

こんな時代に〝つきあい〟などという言い方ができるはずもなく、自分が何をしているのか毎日が悩みの日々であり、何故精神科では診察を行うつもりなのにその前段階で対立関係になっているのかを考え続けた日々でもあり、その後の自分なりの生き方を決めることになった原点でもある。更に古い県立病院入院患者の老女性患者を想いだす。誰とも全く会話しない方で、何とかしないとと思いながらも治療方法が思い浮かばないので、毎日食事介助をしながら話しかけることを繰り返した。最終的には身体疾患で亡くなったが、荷物の中に彼女の書いた日記風のメモが見つかった。それには「今度の医者はまだマシか」と書かれていた。歴代の主治医に比べてということと思うと少し誇らしい思いとなったのを記憶しているが、「まだマシか」の一言が医者を辞めずにきた出来事の一つではある。

このような経験から、社会的要因もあるが、患者と治療者の双方の姿勢により対立関係は生じるものであり、それが思い込みとこだわりに密接に結びついていることも判ってきた。多分、思いこみやこだわりが強いと他人とは対峙するしかない生き方になるのではないかと想像していたのである。当然、思い込みやこだわりがあるからといっても必ずしも悩みに直結しているわけではない。思い込みやこだわりがあっても、そこから先の反応は違う方向に分かれていく道がある。特に悩みの代表のような〝不安〟はいい例で、成長しても培った好奇心を伴っていると、あえて不安を求めて行動する場面も人間にはある。夏になると恐怖を承知の上でお化け屋敷に行くとか、極端には不安という以上に〝死んじゃう〟などと騒ぎながらもバンジージャンプに行く。そこまでではなくても、知らない土地への旅行とか、食べたことのない食材に向かうとか、新しい洋服や化粧に挑戦するとか、不安をあえて行うのが人の心中にあると考えると、不安を楽しむことが出来る場合もあるということにもなる。人類がアフリカからグレイトジャーニーと言われる旅で世界に広がったことも、単に争いから逃れた部族の移動と思うより好奇心旺盛な人間の冒険と考えるのが楽しい。科学的発見や物作りでも普通とはいえない変人が偉大な成果をもたらしているのだろうし、本来人間はそういう好奇心のおかげで発展してきたことの方が多いのも事実である。

しかし問題は、理由の判らない漠然とした不安が本来であり、辛さや怒りなどを伴った思い込みやこだわりとなると、生産性はなくその重みや苦労だけが前面に出てくることになる。当人は何故そうなっているのか判らず、助けが必要になる。精神医学では「死の恐怖」のような根源的不安を説明することもあり、絶滅不安とか母子分離の問題としての分離不安、あるいは大人との関係を物語る去勢不安などの言い方があるが、いずれも成長するための関門として捉えられている。治療としてのつきあいを考えると、これらの意味のある不安と漠然とした不安の二面性、つまり成長には重要とされる不安をサポートすることと、支援を必要とする病的側面を解決することは双方とも重要で、好奇心溢れたその人らしさを示す側面を意識できるような援助も合わせ、つきあっていくのが必要になる。

そのつきあい方は様々だが、治療関係の場合は、会話を通して本人も気づいていない事柄を一緒に探す、つまり問題を明確にすることになる。それはコミュニケーションによって過去の体験が再現されているかもしれないことを前提に、体験の進化や変化を考えてつきあうことであり、自分の問題を「そうだったのか」とか「本当に!なるほど」と納得できれば症状が軽くなるという前提がある。しかし、つきあい中はお互いに驚くことや発見の方が多いので、時には心理的に格闘せざるを得なかったり時には感動したりで、多くの場面でそれまで自分では考えも及ばなかったことを学ぶことが多い印象もある。つきあいの中で少しずつあるいは劇的に、語る表現が変わる様を見ることがあり、その場面にいるのが治療者の役割だったという感動体験を味わうことがある。

人は、自分が生きてきた過程の全てを持ってここにいるのは間違いないし、その全てを記憶しているのかもしれない。しかし全てを想起して語ることはできないものの、多分頭(脳)の中のどこかには全部が残っているに違いないとも思うので、今表現していないからといって記憶にないと無視することはできない。個人の記憶には、個人の時間ごとの年表のような事実としての生活史、感情や情緒を伴った特別といえる記憶、それに時間がたってから明らかになる個人の経験・感想や周囲から受けた影響を加え生み出された、現在確信を持って語られる記憶となったものなどがあると思う。その記憶の中から、何らかの出来事で「思い込み」「こだわり」が作られその場に執着していることになると思う。それでも自分の中で耐えられるか、あるいは扱いやすいレベルにしていく作業を普通は身に着けていくものであり、その作業の手伝いをする人たちは家族、先輩、教師、友人とか読書などでの出会いの体験であるのだが、その手助けの一人となるのが治療者であると思う。

時間軸で何があったかの事実を羅列してもその個人を知ることにはならないし、特別な記憶だけを辿っても同様である。個人が一人だけで人生を送っているのではなく、家族や周囲の環境、対人関係、時には時代背景も重要な役割を持つからであり、いわば人の営み全体における記憶を知ることがその人を理解するといえるのではないかと思う。精神科医は患者との会話が仕事であるが、お互いにつきあい、話したり、共感したり、ギクシャクしたり、つまりは関わることで個人を理解しようとする。普通の日常生活でのつきあいも同じだといわれそうではあるが、治療関係はもう少し想像をたくましくし、簡単に説明して終わりというのでもなく、同じ方向を向く努力と少しの工夫をする関係と言えるかもしれない。

人の営みは、一枚のフィルムに生まれてから次々と焼き付けられていく経験や記憶があり、それは正面から見ると多分、年代ごとの積み重ねのため真っ黒に見えているのではないかと思う。つきあいが深まると、時々その真っ黒なフィルムの隙間から過去の記憶が顔を出してくることがある。精神科での治療的面接は、フィルムを少し斜めから見るような位置でその隙間を一緒に探って、過去に遡って立体的に見るようなことをしている気がする。同じ方向を向きながらも少し斜めというのが一つの工夫である。

外来を受診する方は、何らかの症状というか悩みを持っているので、目の前にはその状態が示されている。しかし、突然その症状が現れたとは考えられず、自分で意識的に症状を作成しているのでもなく、いつの間にか症状（悩み）が出来上がる過程があるに違いないといえる。問題の程度、種類は別にしてもかなりの期間で症状が完成したはずである。当たり前のことではあるが、そうなる前には何も問題のない日常生活、その人らしい営みがあったはずなので、つきあいの基本はその人らしい生活を中心に置くことが不可欠であり、その視点を持つのが次の工夫である。

つきあいや話し合いでは、これらの時間経過や当人の感じ方が次々出てくるのは当然なのだが、それを知りたいとばかりに詰問調で強引にやれば、治療者の興味だけが強調されることになる。これが治療者側から生み出す対立構造となるのだが、記憶自体が表出する所と隠すところなどもバラバラになり訳がわからなくなってしまうこともある。症状というか思い込みやこだわりはそれ程の〝完成品〟であることが多いので、壊されることへの抵抗は大きい。このように相手に対して侵襲的にならないのが次の工夫である。

治療関係は情緒的関わりで成り立っており日々変化するのは当然で、単純な信頼関係では説明できないものである。患者の語る記憶の表現は複雑であり、理解したつもりになって決めつけているのかもしれない、と振り返る時間が常に必要になる。しかも、記憶にしがみつくような思い込みやこだわりは、生活上焦りとなってしまうのは確かで、何故そのような執着心が生じるのかは分かりにくいものである。その焦りはまるで車が凍った道を普通タイヤで走るようなもので、必死にエンジンをふかし空回りはしても前進はしない状態と同じような必死さと疲れを感じるのである。こんな状況を自分の経験からまとめてみようとしても、解決策が明らかになるのではなく、状況の大変さを判った上で「なるほど」「そういうこともあるのか」という理解、できれば共感を望むことになり、正しい回答書の作成ではなく「わかるなあ」という気持ちになることが更なる工夫である。

先に述べたように、昨今は個人情報が常に問題視されているので経験事例をそのまま書くことは出来ない。本来は一人ひとりの人生を詳しく検討することで真実に辿り着くものである。自分に関しては本当のことをそのまま記載することが出来るが、その他は経験から創作した「いかにもありそうと思える」フィクションであり、思いが伝わることを願っての作文およびエッセイになる。なるべく専門用語や医学用語は使わないつもりである。専門用語は専門家同士にとっての共通語であり、状態像を分かり易くまとめ会話や論文で共通理解ができるので重宝であるのだが、他人との会話や治療場面で使う事はないし個人の人生を表現するには充分ではない。例えば、「外出すると心臓がドキドキしてしまう。いつも脈拍が速くて心配」などの訴えに、「不安ですね」「はい」では会話にならないし、「いつも見張られて襲われそうでおちおち寝られない」との訴えに、「被害妄想ですね」といわれても当人は「なるほどそうですか」と納得するものでもないわけで、その人の人生には何の益するところもない。そもそも「被害妄想はありますか？」などという質問自体ありえないわけで、治療や面接は取り調べとは違い信頼関係を築くためのものであり、会話は日常語に決まっている。しかも、治療者は、言葉は人の思いや心情といった内面を伝えるための道具として使われるものと考えており、単に言葉だけの理解を求めてはいないのである。宗教学者のマルチンブーバーの〝対話〟のように、「我—それ」の関係では「それ」は対象を客観的、科学的、実証的知識で正しく豊富な材料を示すことはできても「よそよそしい」関係であり、本来は「我—汝」の関係という世界の奥にある精神的存在と交わるのが重要という考えを示している。これは宗教的であり、神との関係となってしまうのだが、そこまではないものの、治療という場面では関係が揺れ動きながらも一方的にならない結びつきが得られることを「工夫」としているのである。

こだわりから人の営みを発見する

夫婦二人暮らしの婦人が夫の酒乱（医学用語的に表現すると、物質誘発性障害群の項目の中で、アルコール関連障害群でありアルコール使用障害に属する、昔風の診断ではアルコール依存症で病的酩酊あるいは破綻酩酊と称する、などとなる）の悩みで受診したことがある。彼女の訴えは不安、不眠などではあったが、すぐに夫の話になったものである。夫は酔っぱらうと借金、暴力、路上で酔って保護される、近所とトラブルをおこすなど、とんでもない亭主であると涙ながらに訴えるのである。ところが、この夫が脳卒中で突然亡くなる事態があった。しばらくしてから、やはり不安や不眠、それに悲しさや寂しさといううつ状態で再受診となったが、その時の特徴的なこととして、生前の夫についての話題では、夫は彼女にとって実にいい人であり理想的な人だったというのろけ話となっていたのである。よくあるのは、「酒を飲まないといい人」という言い方はあるものだが、数カ月前の悪口雑言はなんだったのだろうと思ってしまう程の理想の夫像なのである。多分、お互いにけんかしながらの関係も夫婦の形だったし、そういう関係でお互いの存在を認め合っていたのかと考えられる。そもそも大恋愛結婚だったとのこと、夫の死は強烈な寂しさを伴う喪失体験となっており、その空虚感は大きく「文句を言う相手すらいなくなった」のである。仏壇の夫を見るとかけがえのない存在にみえる、つまり、夫の存在の大きさ、いい人だった思い出が強く感じられるのであろう。彼女にとっては一貫して夫がテーマとなっていたことがわかる。これは、記憶としてはプラスもマイナスも双方とも真実なのだから、この二重性は相反しているように見えても何ら矛盾はしていないといえそうである。

厳密に考えると、話している記憶の内容は微妙に違っていることがあるものである。この例でも、酒乱の酷さの表現はその最中では悲惨なものだが、ある時にはちょっとした程度の出来事になっていたりする。それは酒乱の事実を報告しているのではなく、患者のその時々の気持ちの状態によってのことであり、当然ともいえる。どうやら、話している記憶内容にはどこか加工や脚色が自然に備わっているのではないかと考えることがあり、それが、人の経験であり成長なのではないか、極端な言い方ではあるが健康になる秘訣かと思ったりする。加工、脚色とまでいわなくても記憶の表現は変化していくのは間違いないと考えるのは、長い期間の治療関係のつきあいが続くと特に感じることがあったからである。人は悩むが、その悩みは何故か自分側(多くは自分だけだと思っていて世界で一番辛い存在という感覚)に向いて、気になるというか頭から離れなくなるのである。自分側を見るのは大事な時ほど起こりうるものである。恋愛などでは相手は世界で一番美しいとか理想的と思うしそのように相手に伝えたりするが、客観的に言えば自分が知っている数名の中では一番、あるいはマシであると正直に伝えたら、元も子もなしとなるだけで決してそんなことはしない。つまりは、それほど凝縮した狭い世界に住んでいるということである。少しだけでも自分の世界を広げることができれば、悩みとしてのこだわりは縮小されると思うが、この例では夫が居なくなってそれが可能となったと考えられる。

我々精神科医は患者の悩みを聞くのが仕事ではあるが、ただ聞くのではなく悩みの意味を理解してできれば軽くしたいと考えている。この例のように、彼女の症状や夫の酒乱などを覗き趣味のように聞くのだけが目的ではなく、彼女の人生の辛さや幸せに関わることが大切なのだと思う。治療は病気だけを診るのでなくその人の営みと関わることにならなければ本当の解決とはならない。古い話ではあるが、五世紀中国の医書、陳延之の「小品方」に「上医医国、中医医民、少医医病」というのがある。上医は国を癒し、中医は人を癒し、小医は病を癒すと読むらしい。また、「良き医師は病気を治療し、最良の医師は病気を持つ人を治療する」（ウィリアム・オスラー、十八世紀末）という有名な言葉もあるが、医療は病気治療だけが目的ではなく人の人生を対象とするのであれば、その環境や社会、時には宗教観や世界観などまで含まれるということである。私の師匠は、「社会（世の中）と関係しない医療はないんだ」と言っていたが、社会を動かすまではいかなくても病だけに囚われる医療では寂しすぎる。

社会というほど大げさでなくても、人は個人の長い人生の中で起こった様々な事柄のどこかを強弱があっても引きずっているものなので、その人の営み全体を意識してつきあっていくことで判ることがある。誰しも自分の心根をコントロールして表現しているのだろうと思うが、既に述べたように多分深刻ではない所まで変化させていくのが健全な表現形ではないかと思う。その変化を促すこと、それが治療であり、自分の治療観としては「思い込み」「こだわり」からの脱却をテーマに考えてみようとしてきたつもりである。

実は自分には子ども時代から「こだわり」の部分があり、悩みというほどではないのだが妙なことだと思ってきた癖がある。数学が特に得意でもないのに数字が妙に気になるというか、歩いていると歩数を数えていたり電柱の本数を数えたり、集団の人や動物がいるとその数を計算するとか、縦と横の線があると枠の合計を計算しているなど様々である。意識してやってはいないし、何故なのかも不明だが、この強迫観念は若い時ほど強かった気がする。多分、緊張や不安を軽減するためにやっていたのだと思うが、しかし、年齢とともに軽くなるというか気にならなくなったのも事実で、ある時代から言葉で言うと「別にどうでもいいか」の心境になっていたといえる。その方が楽なので、考え方の基本になってきて「まあいいか」とか「世界に影響ないか」レベルになるはずと考え他人を見るようにもなっている。

九十三歳で亡くなった母方の祖母との、死の少し前の会話である。「神様はいたずらが好きで、自分は身体も頭もほとんど死んでいるのに、心臓だけ動かしているんだもの」と笑い、「おじいさん（夫）は二十年以上も前に死んだが、毎日仏壇を拝んで、化けてもいいから出てきてって言うのに、一度も出てきたことがないんだ。あの世はどんなにいい所なんだか」と言っていた。「（死ぬことに）心配しなくていい」とまことに穏やかに逝った。見事にこだわらない人生観と言えそうだが、九十代まで平和に生きてきたから言えることで若い人が言ったら笑われてしまう。その娘である我が母は八十六歳で亡くなったが、死の少し前に読んだ和歌があり、前半は忘れてしまったが、後半に「～寸とる嫁に、心華やぐ」と詠んでいた。自分が癌の末期であり退院はできないことを知っていながら、退院時の新調予定の洋服の寸法取りにはまだ心ワクワクと楽しい気分になったというのである。まさに母娘である。

　多くの人はこだわりが消えない記憶に悩むことが多く、意識してもいないのに、そうなってしまっている世界にいるのである。内緒にしておきたいことを考えても、それ自体がこだわりだと判っているのに、他人の話を聞いて「すばらしい話」と言いながら心の中で「つまらない」と思うとか、本を読んでの感想でも「感動した」と言いながら「この程度？」と思っていたり、酷い場合は、他人が笑っているのを見て、何を笑っているのか想像して勝手に推理して怒ったりするのである。ある時精神科関係の本を読んで感動したことを師匠に伝えたことがあった。その時の会話で「それならその先生に会いに行ってみたらいい。きっともっと先にいるよ」と言われたのである。つまり、書かれた本は書いた本人にしてみれば完全咀嚼したもの、いわば消化して出したものであり、いわば糞レベルなので、現在形ではないのでそこにこだわってはいないということになる。今ここでという感覚は人との関係性では最も大事なことであり、その臨場感を尊重するのが仕事なのだと知らされたのである。

最近同じような感覚を味わったのはネット配信での会議である。確かに会議は成立しているし、途中でちゃちゃを入れる人もいない分安心なのだが、逆に誰かが発言していると自分は画面を見つめじっと聞いていることになる。その内どういうわけか何か発言する気分が失せてしまうのである。多分その場の空気感あるいは臨場感の中に居ないため相互関係という形式に見えながらも実は一方向の関係になっているのではないかと感じてしまうのである。似たような経験は行政などの会議である。自分が座長や司会をやる場合に会議のシナリオを事務局から渡される経験があるが、その通りにやると結果は事務局案のまま可決されてしまうのである。実際にはシナリオを見ない方が議論は活発になり楽しいし、新しいアイデアが出たりするのだが、時間がかかるのは否めない。会議には二種類があって、無事に物事が決まっていくのがいいものと、議論が活発化して新しいものが生まれるのを期待するものがあるのかもしれない。できれば、予め決められているような場面より自由で大らかな関係性の方が、その人の存在全体（営み）との関りが可能なのにと思うのだが。

こだわりは形を変えて、そのまま生活ができること

精神科の治療は、信頼関係ができてくることで内緒の話を語り合えたり、忘れていたことを思い出したりすることを可能にしているともいえるが、特に、内心の激しい怒りや悲しみ、悔しさなどの感情はそのままの言葉ではなく様々な形で表現されることが多く、戸惑うこともある。自分の内部で処理できない感情が身体の症状となってくることがあり、精神科より内科などに通院している人もいる。例えば、怒りなどは、怒っていると言葉で表現できる人は人格的には成長しているともいえるが、情緒面で未熟であれば、それが行動での表現となる場合（行動化）があり、外へ向かっては攻撃、暴力となり、自分側に向かえば、自傷行為となる。その中間での表現が身体症状であり、頭に来た（頭痛）、むかつく（吐気）、腹が立つ（腹痛）、はらわたが煮えくり返る（激しい腹痛）、心が痛む（胸痛）などの表現はわかりやすい。こだわりを抜けるためには、行動的表現や身体症状表現ではなく、言葉による表現に移行すれば安堵できると考えるのが精神科的治療であるといえる。

若い頃を思い出しながら、恋心を抱いてその相手にどう伝えるかを想像してみると、未熟な人格ではストーカーのように付け狙うか夜道で襲うかというような行動をしかねない。少し成長した人格表現では、悩み苦しんだ結果具合が悪くなって落ち込む状態となり、寝られなくな

ったり、食欲もなくなりため息ばかりの生活でノイローゼになるかもしれないし、普通の人格であれば、どう連絡をとるかを考え、様々な手立を駆使しあるいは友人や知人に相談し何とか自分の気持ちを言葉で伝えることになる。昔は手紙という手段もあったが、今はＳＮＳかもしれない。

スリランカ仏教のスマナサーラ老師の本からの引用だが、強い怒りは「恨み」「軽視すること」「張り合うこと」「嫉妬」「けち」「犯行」「後悔」「激怒」などであり、これらはほとんど病気を引き起こすものだという。仏教でもこれらの感情が問題視されていることから修行が行われるのだとしたら、我々普通の人間はなかなか逃れることは出来ない感情なのかもしれない。仏教概念での四苦八苦の四苦、生老病死の悩みが「生」があることで「老病死」が浮き彫りになるとのこと、これらの感情に囚われ続けているとなれば、既に述べたような記憶としてのこだわりを生じるのも無理からぬことかもしれない。勝手な解釈かもしれないが、思い込みやこだわりは生き方の問題であり、あちこち興味が広がる生き方の方が楽しい人生を送ることになるに違いない。

それなら、こだわりからの解放は、これらのマイナスの言葉の反対の感情を呼び起こせばいいのでは、あるいは治療的になるのではと考えることもできるはずである。喜びの表現というか、幸せ、楽しい、うれしい、感動するなどの表現となるが、人にはこれらの喜びの言葉を簡単には使えないことが多く、あるいは伝えないでおく、ある種の歯止め機能すら持っているという複雑さがある。感情を直接的に表現してしまうと、外に対して自分が丸裸になったような無防備な状態になっていると感じるのかもしれない。人は多くの感情を成長の中で獲得し、防衛として自分の内部に保っておけるようになることが大事であると考えると、その複雑な感情の転換は直接的とはいかず、ここに記憶の変化、極端には加工や脚色作業が必要になってくるのではないかと考える。それが、安全弁となって成長していくし、精神科の治療はその手伝いをしているのだと思う。この作業は実に時間を必要とする超アナログ的作業であり、最近流行りのコスパ（コストパフォーマンス）やタイパ（タイムパフォーマンス）などの考えとは真逆の立場にある。映画を倍速で見たり、スマホですぐに回答を得たりすると、時間的に早い分得をしていると言われるとそうかもしれないが、何か変だと思ってしまう。これが老人故のことか分からないが、ＰＣやスマホで調べものをすると回答だけを見て終わりで何か不足した気がする。古い人間は例えば調べもので辞書を使う時、目的の部分だけでなくその周囲の文章にも興味を持つので、あれこれ読んで興味がずれてしまったりすることも平気である。あるいは、様々な本や資料を漁って時間を使い、遂には別の興味まで出現して時間切れとなって一日が終わったりする。そして、この無駄とも思える時間は充実した時間と覚えるのである。人の成熟に要する時間は修行と同じといったら笑われるかもしれないが、修行や治療とはいわないまでも人間関係は時間を大事にするものである。

尊敬している中井久夫先生の「いじめの政治学」という論文があり、いじめの段階を構造的に分析している。いじめる対象を「孤立化」「無力化」の段階を経て暴力などのいじめの段階となるが、その後はいじめるしぐさだけで十分恐怖を与えられることになり、そして最後の段階を「透明化」と定義している。透明化とは、現実の場面で明らかにいじめを目撃している多くの同級生や教師らが、あたかも何も見ていないような完全無視というか見えていない状況にあることを指している。いじめ事件での学校会見ではよく「そのような報告は受けていません」とか「当校にはいじめ事件はないと思います」などと報道し、後で教育委員会や第三者委員会を経た調査結果で「申し訳ありません」となるのは一時あったことである。まさかとは思っていたが、実は本当に見えていないのかもしれないという経験をしたことが自分にもある。ある会議のため上京した時のことであるが、会議場近くの路上、それも車道の向こう側で男性がビルの壁に背中をつけたまま身動きしないのを見てしまったのである。しばらく観察しても全く身動きしないので死んでいるのではないかと心配になった。多くの人たちが往来しているものの誰も目に留めていないので、つい心配になり横断歩道まで小走りに駆けて行き道路を渡って見に行ったのだが、声をかけたところ酔っていて濁った眼で睨まれてしまった。ホームレスとやっとわかった。それにしても誰も気にもしない状況に驚き会議出席者に聞いてみたが、誰も驚く反応はなく「そんなもんだ」とのこと、見事にホームレスは周囲の風景の一部、ポストかごみ箱と同じに見えているのかと理解し、透明人間はいると分かったものである。回りくどかったかもしれないが、現在の「無駄だ」「意味がない」「損する」「効率が悪い」といった商業あるいは対価主義的価値観は、必要ないと思うものを次々と切り捨てていく作業であり、それは、自分で周囲を透明化しているいわば選択的透明化といえるのではないかと思えるのである。

非行少年や子どもの神経症圏内の引きこもりなどの治療経過中、よく経験する言葉がある。それは、現実には虐待があったとか、問題のある親というわけでもないのに、「親のせいでこうなった」「親が悪い」という内容である。大人であれば、物事の責任は自分にある、つまり都合の悪いことでも引き受けるしかないと判ることなのだが、そうなるためには少しずつ「自分も持っている問題点」に気づく必要があり、「〜のせい」の一点だけにこだわる自分に気恥ずかしさを覚えるはずである。自分自身のことを思い出してみても、子どもの頃の父親は恐怖まではないが怖い対象だった気がしているのに、大人になってからはプラスの意味で凄い存在だったと思っていて全く疑いを持っていない。何故恐怖を感じていたのかを思い返してみると、父親はとにかく言い訳をするのが大嫌いな人であった。例えば学校の試験が思い通りにならなかった時に、母親には「熱っぽかったので勉強できなかった」などと言い訳しても、「熱を出すのもお前の実力のうちだ」といわれてしまうようなところである。恐怖はいつのまにか父が正しい生き方をしていることに対しての恐怖であり、それが尊敬に変わっていても何の違和感もない。先日珍しく夢に父が登場してきた。しかし、目の前にいるのに一言も喋らないままという内容であった。そのことを妻に話したが、父の生前にどんな会話をしたのかと聞かれ懸命に考えたが、ほとんど話したことがなかったことに気がついた。十五歳から下宿生活でわずか十四年位しか一緒でなかったこともあるが、実は大人になってからもほとんど話すことが無かったのは事実である。しかし、父親の存在が何故か巨大であるのは自分の中にあるイメージなのだろうし、それを与えられた何かはあるのだと判る。それは、父は自分が得をすることを決して選ばなかった人だったということである。父は小学校の校長だったが、戦後に、多分進駐軍からの寄付や食料、おさがりなどが学校に届けられた時、教師や生徒らにそれを配布したらしいが、自分は何も得る事をしなかったので、翌日の学校では我々兄弟がツギハギだらけの一番みすぼらしい洋服スタイルで飢えていたのである。母が少しは何か貰ってもよかったのではと言ったが、父の不機嫌さに黙ってしまったそうである。自分が少しでも得した時の気まずさや恥ずかしさは今では判るので、父の生き方は重いメッセージとして残ったと思っている。一本筋の通った何か信念のようなものが親のイメージを子どもに与えると思うので、子どもはとても敵わないのである。このような親の考え方を「〜あるべき」などの言葉で教えられた記憶はないが、明らかに植え付けられたように残っているのである。知らないうちに得な一面を見るのではなく全体を見るしかない姿勢、これは透明化と反対の思想だと思うが、それを教えられていたのだと思う。お陰でこだわりがあってもそのままで生きてこられたのかもしれない。

記憶は成長に伴って内部で脚色されていくと思うことに、例えば戦後の食糧難時代のことがある。貧乏生活経験であっても、いつの間にか子どもや孫たちには、なつかしい、むしろ楽しかった時代のように「ひもじさ」を自慢げに話している自分がいたりするのである。母は「貧乏な時にはちゃんと貧乏すれば怖くないんだ」と言っていたが、おかげでひがむことはしないで済んだと思っている。これも当時のみじめさをそのまま表現するのは情けない思いがあり、いつのまにか今の自分の余裕を別の形にして話しているのかもしれないが、自分のこととして引き受けるようになったとも考えられる。どうやら、自分も含め人は都合の悪い出来事は見ない、忘れるというような、既に述べた選択的透明化を上手にしかも自然に行って、自分を守る手立てとしている部分もあるのかもしれない。

「親のせい」ではなく自分の問題と考えるのが成長となると述べたが、次に重要な事は他人との関係である。他人との距離の問題と考えると、不登校になっているとか引きこもりの状態では特に感じるテーマである。他人との関係が上手くいかないという訴えが多いのが特徴で、学校で除け者になっているとか嫌われているなどの訴えや、他人とのコミュニケーションがうまく取れないとの悩みだったりする。自分の安全や安心のためには他人との十分な距離感が必要ということかもしれない。別の言い方をすると、先ほどの透明化とまではいかないまでも、他人はそれ程興味を持っているとは思えないのに自分で強く意識している状態で、極端に近い距離を意識してしまい、逆に必要以上に距離をとってしまう関係とも言えそうである。

自分のことではあるが、子ども時代から他人が当方をどう思っているかとか、どう評価しているかということにはほとんど興味を持つことがなかった気がする。その人がそう思っているのだからそれを訂正したり議論して違いを証明する必要もないわけで、他人が甘いものが好きか辛い物が好きかなど、自分と違っているからといって喧嘩になるはずはないのである。学校でも小学校から中学校までは協調性なしの評価だった。中学の教師からは「ろくな者にならない」と言われたこともあった。少し腹は立つがその教師がそう思うのは自由であり勝手なので別にかまわないと思っていたのは確かである。大人になってから、会議などでは他人の話を聞きながらいつも自分との違いをメモする癖があった。しかし、年を取ってきたせいか、子どもや妻が自分をどう見ているか次第に気になってきて落ち着かなくなることがある。近い将来、自分が世話をされる立場になることが明らかになり不安要素が多くなったためかと思うが、つまり頼る気持ちが強くなってきて、自分から近づく姿勢に変わったのは確かで、何とも勝手なものではある。

協調性の無さは今では個性と言ってもいいと開き直っているようになったが、言い訳すると高校までの教育環境では無理な話であると今でも思っている。皆が一律でなければならない、それが平等だと称する考えは巨大な圧力となっていたと思う。学校では生徒全員が全ての教科が平均以上でスポーツも芸術もそれなりに優れているべきでそれが可能と考えるのが教育だとしたら、今でも耐えられないと思う。

自分の場合は大学に入学してこの考えが一変してしまった。何故なら、実に個性的な同級生たちに出会ったからである。既に亡くなった友人も多いが、最初に会った友は信じられない程の大酒飲みであった。飲み会前に一人で一升瓶を抱えて飲んでいるので、「これから飲み会なのに？」と言うと、「同じ会費だと皆に申し訳ないから、あらかじめ入れておいて丁度いいんだ」と言うのである。因みに飲み会は普通にあったが、ほとんどが浪人してからの入学なので成人である。また別の友人は、真面目で見事な授業のノートを作成していたが、それを試験前に持参して置いていくのである。当方が何も勉強していないのを見て心配になるらしく、ノートには覚えるべき所に印をつけてくれていた。おかげで何とか最低点で合格できたが、その本人は試験のたびに「ダメだった」と嘆くのである。彼は満点を目指しているので一つでも失敗すると駄目だと思うらしく、それをやっと合格したばかりのこっちが慰めるという妙な関係となったのであった。また既に亡くなった別の親友は、同級生の貧困状況を見て何とかしなければと考えたらしく、自分の持ちものを質屋に持ち込み金にして渡すのだが、質草に苦労し遂には布団まで入れてしまったのである。結果は当然寝るところがなくなり、当方の部屋に来て、親からの仕送りが届くまで一つの布団に一緒に包まって寝るハメになったのである。社交ダンスの名人あり、ジャズピアノの名手あり、暗算の名人あり、語学の天才がいたりと、とんでもない友人たちというのではなく、誰もが優秀で天才的で敵わないと思えたので、その個性に感動できたのである。夫々が違っていても迎合することなしに、そのままつきあえるという当たり前のことに気が付いたのであった。

それまで、自分を保つために反発しながらも安全のため交わらないようにしていた緊張が抜けて楽になったというか、張り合う必要がなく皆の後をついて行けるようになったのである。このように、個性的なまま生きていいのだと判ったのが大学時代というのは遅すぎるのかもしれないが、それまでの、皆が一緒でなければという圧力にはさすがに逆らえず、結局はその場から離れる方法をとっていたのだと思う。一人一人の個性のままに認め合うという当たり前のことは、同じ目的をもって集合し同じ方向を向いている同級生、友人との出会いでやっと認識できたので、それが一番の感謝である。これが井の中の蛙的こだわりからの脱却であり、精神医学的には部分を見ることから全体対象を見る事が可能となった成長と言ってよいと思うが、要するに普通の成長のことであり、そのためには人との出会いが必要と判ったのである。他人と仲良くなるというのは、相手との違いを本気で判ることであるが、同時に一人で居られる能力が身についたという意味にもなるのである。

自分にとっては、好奇心、友人関係の次には家庭を持ったことが成長の大事な要素となっている。個人的と言われるかもしれないが、認められている空間に居るということである。ある日の、自分の妻と既に結婚した娘の会話である。娘が「お父さんって人の話を聞かないよね」と言う。妻もそれに答えて「そうそう、昔からよ」と言う。聞いている当人は他人の話を聞くのが商売の精神科医であり、驚いて「聞いているよ」と生返事をするが、「その言い方が聞いていない証拠でしょう？」と切り返され何も言えなくなってしまう。確かに、子どもらと妻とで決めたらしい事柄については参加していたように振舞うのがいいと思って、生返事で「いいよ」などと言っていた所がある。白状すると、関心が仕事に向いていた時代は家の事は任せたつもりであり、耳が遠いわけではないのに、聞いていなかったことを知られたくないとか、言わなくても判っているはずのつもりで「そうそう」などという虚しい返事をしていたし、それは今でも得意技ではある。しかし、それをいいことに、ある日、あまり知らなかった母娘の会話が盛り上がっていたりする。「それは？」など聞こうものなら「あの時言ったでしょう」などと反対に聞いていなかったことを証明するはめになるので、決してそんなことは言わないでおくのが円満の秘訣である。

引きこもりのように、他人との距離感が必要と考え、それが恐怖まで生じ大きな距離を保とうとすると、更に相手が見えなくなるばかりかよく判らなくなるので、更に恐ろしいとか危険なものになってしまうことがある。むしろ近づいてみて正体が判った方が実は安心するものである。そのための安心環境は今まで述べたような他人との関係にあるので、人は皆違ったままで同じ空間にいられるのが安心であると判ることかと思うし、それが治療空間であるのが精神科である。実生活では思春期に誰か重要な人物との交流があるのが成長のきっかけになるし、社会生活では尊敬する友人、先輩、先生あるいは師匠などとの出会いや、文学や芸術、学問や趣味あるいは食べ物やファッションの世界での出会いも同じきっかけになる。

人との関係づくりは、話すでも書くでもいいが、言葉で伝えることの重要性が治療場面でも大きな力になるものである。人は多くの言葉を覚えていくが、人類が言葉を発見し文字として記載できることを見いだしたことは、時間あるいは歴史を記憶だけでない自分の外の媒体として保存し、それを手元に持つことができるようになったという考え方があるそうである。残された媒体を見ることで、他人の思想を学び影響されることが普通になるということでもある。これは個人史にとっても同じだろうと推察するが、成長するとは、その個人の生きてきた時間をどう自分自身で引き受けていられるかということであると既に述べている。例えば、子ども時代に使っていたのと同じ言葉は、大人になった今は全く違った意味や世界観になっているのはよく経験することである。言葉に対しての使い方や意味、内容の概念の広がりなどによって考え方が深化しているということである。「つらい」という言葉も小学生時代と思春期、大学生、そして大人、ついには老人になった現在では全くと言っていいほどの違いがあるし、反対に「うれしい」という言葉ですら変わっているのである。言葉だけではなく物に対する見方も、長年の積み重ねで意味がわかる「こういうことだったのか」という発見もあったりするもので、芸術的な価値を想像してみると判ることもある。例えば、ゴッホやピカソの絵を見て本当にその価値が判って感動しているのか、あるいは国宝級の陶器を見て打ち震える感動体験となるのか自分に問いかけてみると、理解している程度が少し怪しいのがわかる。しかしゴッホの絵が一枚五十億円と聞いたらどうなるのだろうか。本物の価値が判るためにはその位置まで自分が成長できているかが問題となるので、自分の個人の歴史、修行といってもいいかもしれないが、言葉の理解度だけでない物の見方があるということ、つまり教養が、価値を決めているのかもしれない。

このように記憶自体が成長し変化していくのが普通なのだが、「思い込みとこだわるのはその場に留まる」ということなので、一歩抜け出る事で視野が広がるはずと考えるのがつきあいあるいは治療であると思う。治療場面では病気と症状だけでないその人そのものとの出会いを生むことがあるし大事なことである。幸いにしてというか、不幸にしてというべきか、治すことができないままというべきか、長いこと治療関係を持ってきた人たちが何人かいる。十年とか二十年以上のつきあいもあるのだが、長いつきあいは多分その人らしさとの関係が出来ていて、病状中心からは離れているのだと思う。そのつきあい経験から記憶の変化や言葉の理解の変化などを学ぶ機会があったことに感謝している。

「終わる?」でこだわりからの脱却

三十数年前、精神科診療所を始めた当初には患者さんがほとんど来ない有様の時代、思い出すと閑な午後に突然ひどい頭痛があり大変な病気になったかもしれないと不安になったことがある。見ていた看護師さんが笑って、今日はコーヒーを何杯飲みました?と言う。閑すぎてやることがなかったので本を読みながらコーヒーを飲むのが日課だったためであるが、仕事がないとやることがそれしかない自分の狭い関心、思いこみに驚く。

その当時、近所の内科医院から頼まれて診察した五十代女性の患者さんがいる。その内科医が自宅に往診した所、暗い部屋の片隅に毛布を被って身動きもしないでいるその方を発見、見ているだけでも大変な状況であると、びっくりして紹介してきたのである。この方は典型的なうつ病で結局は十年以上のつきあいとなった。彼女の語る人生前半の話は、ほとんどが不幸な生い立ちと恨み辛さの世界であり、聞いていても辛くなる生活の話が延々と続いたのである。幼少時に受けた暴力的で恐怖の父親からの仕打ち、それに対して何もしない母親。その生活から逃れるように結婚したが、夫は飲んだくれで三代続いた会社を倒産させ、経済的な苦労の連続、夫はその後脳卒中となり寝たきり状態、さらに二回目の脳梗塞で亡くなった。一人息子は優秀だったが、就職してから会社で何かあったのか不明のまま県外で行方知れずとなり、数年後に死亡の知らせが届いたという。聞いていても何という人生かと思うばかりであったが、長年の通院後半は同じ経験を話しているのに、まるで楽しかった思い出を語るように、苦笑しながらではあるが懐かしく語るようになっていたのである。両親から買ってもらった人形を今でも大事にしているとか、夫との新婚時代、二人で飲み歩いた思い出や、会社で一緒に頑張ったこと、息子についていては本当にいい子であり優秀で、様々な活動や表彰を受けたことなどを語るのである。それにつれて、うつ状態は繰り返されるものの軽度なものへと変化し、受診の時は世間話に花を咲かせることも多くなったのである。患者の人生は長いこと緊張の連続だったことは明らかだが、言い方は悪いが緊張となる材料が全て消失してしまったのは事実であり、外来でそれらの過去を語ることで、話しても大丈夫というある種の安心感と記憶への距離感が生まれたと考えることができる。話しても大丈夫とは、善悪や勝負の採点など、評価のない状態であるといえる。それも他者からの指示でなく自分自身で話していたはずの前半は否定的評価であり、評価を必要としないつきあいは安心を生んだと考えると、記憶に広がりが生じた可能性がある。

彼女の人生は、幼少時から周囲に対して身構えているという、いわば常に焦りの中にいるようなものであったと想像できる。自分が悪いわけでもないのに、どういうわけか上手くは事が始まらないわけで、そのうち不幸なことは意に反して起こるものだという思考に陥っていたと考えられる。習慣的にいつのまにかそうなってしまう考え方（自動思考と言ったりする）は誰にもあるが、大本がこの身構えであるとすると、不安が大きくなり危険を察知する時にこだわりが生じてくるのは当然であると理解できそうである。

しかし、長い経過の中で会話に〝夫や息子〟について「あの人が終わった時から」などのように「終わった」という表現が入るようになっていくのが判るようになった。「終わる？」という言い方と同時に語られるようになったのは自分の生活（営み）である。近所づきあい、友人らとの語らい、そして長いこと忘れていた実家の墓参りなど日常的な出来事を語るようになっていく印象がある。これは多分、こだわりとして彼女を縛っていた呪縛を少し開放する視野狭窄からの脱出となったかと考えられ、個人の歴史的記憶にまるで句読点が打たれるようになった印象がある。

「終わった」という表現で印象的な別の例がある。夫婦で酒屋を経営していた四十代後半の女性であるが、夫が彼女の意見を無視し大きな投資をして店舗を拡大、その結果経営悪化となり、ある日、夫は納屋で自殺してしまった例である。彼女はその後にひどいうつ状態となり通院となったのであるが、夫を失っても店の経営は一人で頑張るしかない状況であった。このように大事な人や身近な人を失うことは大変な悲しみや寂しさとなるのだが、人にはそこから立ち直る力がある。医学的には悲哀の仕事（喪の仕事）と言ったりするが、自分自身の内面での苦しさからの回復、克服がテーマであり長期間に及ぶことが多いものである。彼女は、夫が何故死ななければならなかったかも判らず、自分が追いやったのではないかと自責的な心境もある中で、現実的には店の経営、とくに借金返済に追われる日々で多くのことを考える余裕がなかったともいえる。途中の経過は省略するが、通院三年を経たある日、彼女が言ったのが「あの人が終わった時」という表現であった。この淡々とした言い方が内面での整理が出来たことを想像させるものであったが、その日以来うつ状態が軽快していったのは事実である。明らかに何かが内部で変化したことは確かであり、多分、自分を責める部分が薄らいだこと、同時に借金返済という現実的問題に目途がたったこともあったように思える。彼女は真面目で努力家な部分が大きく、必死に生きてきた思いが生み出した自分を素直に認めることができた時に「終わった時」という表現が可能になったのだと思う。

人間の言葉は層構造的であると読んだことがある。簡単な単語の組み合わせから次の工夫や思考が生まれるということであるが、例えば、単語で木、のこぎり、切る、が層的に加わると柱や天井、窓、屋根と、次々と進化して形ある家を建てる発想まで至るという具合と理解する。

また、「大きい犬の尻尾」を「大きい、犬の尻尾」(尻尾が大きい犬)と言うか「大きい犬の、尻尾」(犬が大きい)と言うかのように、言葉のつながりをどこで区切るかで意味が違うこともある。言葉が先にあって思考を生むのか反対に思考が言葉を生み出したのかは議論があるらしいが、人間はそもそも思考をめぐらす癖を持った動物だという方に夢がある。人が発達した結果として言葉が文章化しており、言葉だけでない心情や抽象的思考まで表現できるようになったことである。そのためテーマが巨大になると、頭の中では言葉だらけでまとまりの無い状態を生み出すことになるのかと思ったりする。

「終わった」という表現を聞いて考えたのだが、彼女が経験した夫の死がもたらしたものは、彼女の悲しみ、寂しさ、空虚感などのいわば取り残された見捨てられ感と、夫が何の相談もなく勝手に死んでしまったことへの怒りや恨みの感情、また自分が迂闊にも気が付かなかったことで何かできたかもしれない後悔からの自責的思い、そして現実の借金返済という一人での苦労など複雑な葛藤の中にいて、それぞれについて何らかの答えを求めての生活だったといえる。これら全部をまとめて繰り返し繰り返し考えているのが彼女であった。外来での彼女の思考では「私と借金を残して一人で逝ってしまった夫の思い出」をひたすら表現していたのだといえる。一つの文章としての表現では、今まで述べてきた感情が全部含まれている内容ということである。しかし、少しずつ、ひとまとめの表現からもっと分解した理解へと変化していく過程があったと考えられる。古文などの句読点のない文章の読みにくさから現代文のような句読点や段落のおかげで読みやすくなるような、とでもいうように、「私と借金」の話題では、少しずつ返済ができているとか、両親が手伝ってくれるなどの話題が加わり、店を利用してくれる客の話題がでたりするようになった。「残して一人で逝ってしまった」には、友人が子どもを残して癌で亡くなった話題とか、幼少時に亡くなった祖父母が彼女のために多くのものを残していたこととか、彼女に店を残してくれたのは夫であり、豊かで幸せだった時期があり結婚したことは決して後悔していないことなどを語ったのである。

このようにひとまとめにした思考や文章として認識していると混乱を生じることがあるようで、そのどこに句読点を入れるかで感情や思考そのものの変化を生じることが重要となり、それがつきあいの中で「営み全体」に焦点をあてる必要性でもあると考えられる。修行時代に恩師から言われていたことがあったが、「つきあっていて治療が進むと世間話というか日常会話が増えるんだ」ということであった。若い頃は、病気の診断に興味が向きすぎるため、症状を観察して探ったり、あるいは誰も気が付いていない症状を見いだす能力を持つのが優れた専門家であると思っていたりしたが、考えるまでもなく症状や診断はいずれ判ることなので焦る必要はないのである。少なくとも、話せる安心空間を提供することに努力するのが治療者の最低限度の資格かと思う。言葉の層構造での発展からはまとめた思考、抽象化へと進むので、むしろ逆方向ともいうべき分析方法ではないかと思ったりする。

笑い話のような、外来での会話である。ある人は「友人の○○さんから聞いたのですが、この病気には運動が一番良いそうですね?」とか、「先日テレビで○○と言っていました。やはりそういうサプリメントが効くんですね?」とか、もっと激しいのは、別の病院を受診してから来院し、処方された薬を並べながら「この薬は本当に大丈夫でしょうか?」などと聞いたりするのである。本音を言えば、それなら、その友人やテレビに治してもらえばいいし、他の医師の考えは知らないのでもう一度行って聞いてみたら?と言いたいのだが、実は、このような言い分を平気で言っている場面は、安心で信頼しているという意味だと考えることができる。つまり、何を言っても大丈夫と思っている証なので、そこにあるのは自分の症状や生活史などの深刻な話ではなく世間話か井戸端会議なので、大事な関係性といえるのである。別の言い方をすれば、思い込みやこだわり状態から抜ける方法として当方を使っているとも考えられるので、そのまま聞いていることは大切で、そのうちに自分自身で考え方の方向性やまとまりが生じてくることを期待するが、我慢は必要である。

記憶を封じるためのこだわり

昔の話である。何回も自殺を図りながら死ねないまま人生を全うした人の話である。農家の七十代の女性だが、ある日、死ぬことを決心した彼女は、裏の古井戸で飛び込み自殺を図った。ところが、丁度前日に息子が井戸を洗いたいと思いつき、掃除をして空井戸にしていたため、彼女は足の骨折はあったものの助かり入院となったのが始まりである。また別の日のこと、今度は裏の畑の柿の木での首つりを試みることになった。ところが古い柿の木の枝は折れやすく落ちてしまって発見され入院となった。次は何と山の池に飛び込む決心をして出かけるが、真冬の二月の寒い朝であり、凍りついた池は彼女の力ではどうやっても割れないまま、探しに来た息子たちに発見され、またも入院となった。最後は列車に飛び込む決心をし、これこそは彼女にとって確実な方法と考えたのであった。早朝列車を待つのだが待てど暮らせど列車はやってこない。実は当時あった「ストライキ」のため終日列車は走っていなかったのである。そのことを知らなかったために彼女は助かったことになる。入院しても、「死ぬしかない」と繰り返すのだがその時期が過ぎると実にいい人であり、しっかり生きて生活を重ねてきて息子を立派に育てあげたのは事実である。その息子は結婚し、彼女の役目は孫の世話をして家を守ることになった。

彼女は戦争で夫を亡くした戦争未亡人である。女手一つで息子を育て、しかも舅姑の世話をして二人を送った、大変苦労をした方である。息子が成人し結婚、幸せな生活だったのだが、仲の良い息子の嫁さんとのちょっとした会話から変化を生じている。それは、ある日のこと「お義母さんはよく一人で彼を育ててくれたと感謝しています。今度、どうやって頑張れたかをゆっくり聞かせてくださいね」というものだった。何気ない普通の日常会話であるが、彼女の秘めてきた記憶が蘇ったのである。

舅姑が相次いで死んで生活は困窮をきわめた時のこと、親切な村の有力者が近寄ってきて数年間その方の世話になって（つまりはお妾さん）飢えをしのぎ生活を乗り切ったのである。息子も小学入学くらいになると彼女自身仕事につき何とか自立した生活ができるようになったが、この時代の生活史は誰にも話すことができない経験であり、息子にも秘密にしてきたことである。当然、一生墓場までもっていくつもりだったのだが、嫁さんとの会話が過去を思い出させることになってしまったのである。正直でない自分を責める日々、何も言えない自分、それならこの世から居なくなるしかないと考えたのだと語った。記憶の恐怖といえるが、このことを話してからは何か憑き物が落ちたように見え、身体が小さくなったようであった。今時の人なら、若い時の恋愛話としておもしろく脚色して話すこともできるかもしれないが、彼女にとっては生存に関わる名誉の問題であったのである。生きていくにはしかたがなかったと思うこともあったに違いないが、許せない自分もいて、忘れたわけでもなくしまい込んでいた記憶であった。それが、平和な日常会話をきっかけに登場してしまったのである。うつ病という診断も必要ではあるが、彼女にとっては夫の残した子どもを立派に育てるという生きがい、つまり「生きぬくことで生きる意味が生まれる人生」を生きてきたのである。その意味が嫁さんとの会話から根本的に見直す必要を迫られたといってよい。「本当にそれでよかったといえますか?」といわれたような感覚に陥ったのだろうと想像する。普通に考えれば、長年生きてくれば様々なことがあったというのは普通のことであり、自分以外の人に迷惑をかけるのも当然あったに違いないので、人というものは迷惑をかける生き方でしかたないのだが、彼女の場合は、そのような迷惑ではなく、恥をかく、暴露するという意味の迷惑であり、それは名誉、矜持の問題である。

　記憶がある一点から離れないこと、そこに執着していることは視野狭窄と考えてよい。思考の視野狭窄はこの例のような自殺を考えるときの特徴の一つとされるが、それしか思い浮かばないという世界は他が見えていないということでもある。原始時代や古代からの人間の長い歴史があって今の自分がいるとか、知らない地球上の世界がまだまだあるとか、知らない文化や芸術、あるいは食べ物があるとか、想像しただけで世界観は広がるものであるのだが、その反対が狭い執着となるのである。もっと拙劣で酷い執着もあり、例えば、オレオレ詐欺などはどうやって他人を騙すのかだけを毎日考えて生きているのが人生だとなるし、あるいはＳＮＳで不確かな情報を拡散させるのに血道をあげるのが人生だという人間もいるとしたら、そのことに恥ずかしさや自責の念を持たないこういう輩は、視野が広がるという意味での成長は不可能である。成長は自分の行為を単純に正しいと思うだけでなく、今まで述べた例のように自分を客観的にあるいは自責的に見つめることで可能となるものである。誰でも必ず訪れる人生の最後に何を感じて死にゆくのだろうかという問いから逃れられる人はいない。

恥や自尊心は反省することを拒否してしまう生き方を生むことがある。しかし、本当の自分の見栄を払いのけてみると、自分を反省させている別の自分に気づくことがある。反省できるのはある種正しい自分が少し別の視点で見ていることになるので、そういう自分もいることに安心できるのではないかと思う。彼女は会話の中で「そういう時代でした」「他に何も考えられなかった」というようになり、「しかたなかったのかな?」と変化してきている。例の有力者は既に亡くなっているものの、今でも感謝していると語り「私にも言い寄ってくる人がいたんですよ」と笑った。一人で必死に生き抜いてきた人生から、ここにきてやっと自分の中の別の自分か、あるいは治療者の役目かもしれないが、一緒の方向に向かう相棒と出会ったのかもしれない。

長い時間、一人で、辛い思いを、密かに、心の奥に沈めて生きてきた人生だったという問題は、言葉に出して表現することで一人だけのものではなくなる時がある。話した内容を批判されるのではなく、その時の辛さに焦点が当てられ共感を呼んだことが大事で、誰かとの共同作業が出来れば、こだわりや思い込みは自分の見方と違う解釈もできたり、思っていた反応と違ったりする経験を持つことになると考えられる。少なくとも治療関係を持つことで常に周囲と対峙していた「身構える人生」の緊張関係が減じられ、全く同じとは言えないかもしれないが、治療者と同じ方向に視点が向いてきたと考えられる。

別の八十代の男性の話である。特別養護老人ホームに入所してきたときの主症状は「一言も声を発しない」というもので、精神科病院からの紹介状には「アルツハイマー型認知症疑いであり数年前に脳梗塞があったらしい」と記載されていた。病院でも苦労した様子が見て取れたが、同様に入所後、介護者の苦労は大変なものだった。介護者の様々な努力にも反応がなく介護の方針も作り難い状況だったのである。ある日、真面目で優秀な若い介護者が食事介助の時、必死に話しかけ、延々と接触を試みた時のことである。ベットサイドで座っていた介護者のズボンがいつの間にか冷たくなってきたという。なんと、布団の間から介護者に向けて小便をひっかけていたというのである。介護者は当然唖然とした後で自分のやり方や努力が何の効果もなく相手から拒否されていたことに気づき、自分の能力不足を嘆き、気分が落ち込み、帰宅してからはその老人に対しての嫌悪感を生じ、そのように感じた自分に対しても嫌悪感を感じたことを悩むことになった。

翌日、「自分にはこの老人の介護は自信がないし耐えられない」と上司に訴えるが、上司は「あなたなら十分やれる」と説得、介護は再開されることになった。しかし、その日を境にその方を介護しようとするとどうしても警戒心が出て、その結果やはり嫌悪感に苛まれることになった。彼のその行動は他の介護者にも波及していき、同じような感覚に陥っていると話し合いでの結論であった。しかし、ここで介護者に大きな転換が生じている。それは、どんな努力にも反応がないことも、小便事件自体も単純な失禁ではなくこの老人の重要な意思表示なのではないかと気づいたことである。「嫌だったのだろう」「拒否しているということだろう」と普通に理解しようとしたといえる。介護者は自分たちに嫌悪感や気力を失うなどの感情が生じていることを十分承知できたのであり、それが介護を妨げていることに気が付いたのである。ここに至って現在の状態、症状だけに焦点を当てるのではなく、その人の生活あるいは人生を考えてみようという考えが生じることになったのは自然の流れである。介護する側が思い至らない状況に遭遇したおかげで、この入所者は一体どんな人なのか、どんな人生を送ってきたのだろうかということを知りたいと皆が思ったということである。

彼は早くに両親を亡くし年の離れた兄に育てられたため、兄には絶対服従という生活だったという。戦争中のことだが、兄は頑固で些細な事をすぐ怒り、時には暴力もあって恐ろしい存在だった。彼は従順に従うしかなかったが、昭和十九年冬、当時は全員がそうであったように招集され兵士として中国大陸に出兵となった。しかし、彼を待っていたのは更に恐ろしい環境であり、先輩兵士からの「びんた（軍隊ではよくあったこと、平手で頬をなぐる行為）」の嵐と常に前線へ強制される日々だったのである。ある夜のこと、軍隊に入って知り合い、やっと友人となった人と二人で偵察中に敵からの攻撃を受け、彼は助かったものの友人は狙撃され死んでしまったのである。銃撃の中で彼は腰を抜かし失禁し意識もうろうの状態で助けられることになった。その後は戦線行きも拒否し泣き叫ぶ有様で、上司の「びんた」や命令にもまるで意味不明の言葉を叫ぶだけになったそうである。そのため病気として強制帰国させられる結果となった。

帰宅した彼を待っていたのはもっと過酷な運命だったのである。兄は男として情けないと怒り狂い、家に入ることを拒否、外の馬小屋に住まわせて藁を敷いた土間での生活となった。兄は近所の農作業や土方仕事を強要しその手間賃を取り上げ、食事は兄嫁がおにぎりと漬物などを運ぶという生活を続けさせたのである。彼の命がもったのは他所への手伝いの時の食事だったと兄嫁は回想しているが、小屋から家に戻れたのは兄が亡くなったためであり、兄嫁が受け入れた時は既に還暦を過ぎていたのである。その頃には既に彼はほとんど言葉を発することがなくなっていたらしいが、その動きが悪くなったと脳卒中を疑われて病院受診、入院となったことで、はじめて世に中に登場したといえるのである。

このような生活史から、彼が話さないことや身体での拒否感などは表現として十分理解できるのではないかと考える。本来持っているはずの感情、特に激しい怒りや腹立たしさは戦争や兄の存在によって完全に抑圧されてきたといえる。彼が生きる手段は従うことであり、自分を表現しないことだったと考えると、認知症や脳卒中の診断はあまり意味をなさないものと判る。紹介状に確実な診断名が書かれていなかったのはその迷いがあったことと、確実な所見がなかったからではないかと思う。

介護の方針は当然彼との人間関係を作り上げることになる。しかし、これらの生活史が次第に明らかになっていくと介護者の心理状態は大きく変化していくことになった。話さないことは話せないことでもあり、小便かけなどは彼の必死の表現であり、介護者が頻繁に関わり語り掛け続けたことは、彼にとっては心に侵入してくる攻撃に映っていたらしいなどの意味を持つと理解したのである。そのおかげで、介護者の多くに忍耐強さと同情の気運が生じ、この芽生えた親切心が彼にも影響を与えたのである。一年位の時間を要したが、少しずつ会話が成立するようになり、今までの物語は、彼自身、兄嫁、嫁いでからつきあいのなかった姉、いとこなどから得た情報でまとめられるようになったものである。彼にも心配してくれる人たちがいた発見があり、そのおかげで生活史は個人の物語として完成していくことで、ある程度の客観性を持って見ることが出来るようになるし、治療的にはその手伝いをすることが出来るようになったといえる。

一年を過ぎて笑顔での会話と散歩などの動きもできるようになったが、それでも自分の内面を詳細に語ることまではできず、それにはもっと時間が必要と思われていたころ、不幸なことに本当の脳梗塞で亡くなってしまった。生前、介護者と一緒に撮った笑顔の写真が残っており、介護者はそれを時々話題にすると聞いている。

記憶を封じ込める作業は生きるために必要だったと思うが、それを理解したり共感できる環境にないと、ほぼ完全に表現されなくなるのかもしれない。記憶を想起し他人に語ることが出来るためにはある程度脚色する余裕といった変化が必要であり、それをもたらすためにはある程度の安心環境が必須であることがわかる。彼にはその機会が全く与えられることがなかった。安心できる状況とは、相手に、あるいは他人に迷惑をかけることができることと同じ意味であると考えると、苦労し迷惑を受けた介護者たちの「彼の笑顔が素敵だったね」という感想や会話はそのことを証明していると言えそうである。

老人か認知症かに限らず介護で重要なことは、介護側の心理状態であると考えている。そもそも介護は、介護される側とする側との対立構造ではなく共同作業であり、それは人間関係そのものであるのは当然で、その関係から生じる心理的変化は双方にあり、それが介護の質を決めているといえる。介護者が「疲れる相手と感じる」「嫌になる」「つい怒りを覚える」「出来れば会いたくない」「帰宅しても思い出す」「自然に避けてしまう」などのネガティブな気持ちを持ったり、反対に「思い入れが強くなる人」「いつも気になっている」「必要以上に頑張る」「かばってしまい他の職員に言い訳している」「帰宅しても心配」「夢にまででてくる」というように必要以上に思い入れをするなど、ネガティブであれポジティブであれ介護者が自分の心理状態に気づいていていないならば問題介護になる可能性がある。結果的には介護自体に影響があるということになる。これらの解決には他者の目が必要であり普通は検討会やカンファランスがその役目を果たすことになる。

この例では、封印された記憶を呼び戻す作業が必要だったのだが、本人にとっては辛い仕事であり思い出したくないことなので、話せない記憶もこだわりといえる。それには介護は多くの時間を要し、既に述べた安心で何よりも余裕のある環境が大切だったと考える。そしてその余裕環境は介護者の心理的変化に負うところが大きいということである。特に受身的な人生を生きのびるために慢性の緊張状態を送ってきた人には、積極的介護は侵襲的あるいは攻撃的と受け止められる可能性が大きく、判ってはいるが表現しないのが生きることである確固たる防衛をさらに強めたかもしれないのである。安心環境は共感と言い換えてもいいのだが、そのためには、介護者側が彼の言動に、「そうだったのか」「知らなかったなあ」などの本当にびっくりする素直な反応となっていたことが大事な関係性であると思う。人間関係では真実が判りにくいことが多いのが普通であるが、聞いている側が素直に「意外だったなあ」とびっくりする場面の方が共感できることであり、治療、介護、普通のつきあいも同じかと思う。

この例では、本人の変化は微妙なものかもしれないが、介護側の心境の変化が大きかったといえそうである。大げさに言えば、そのお陰で入所者と介護者が同じ方向を向くことになり対立構造が解消されていくきっかけになったということになる。

一家の当主としてのこだわりが消えない生き方

八十代の女性が七十代後半の妹に連れられて特別養護老人ホームに入所してきた。彼女は近所の内科医院に通院しており、妹が介護して十年になるとのこと、妹も介護の限界を感じての入所依頼となったものである。

入所時の症状は、徘徊、暴言、攻撃的、失禁、すぐに他人と対立して文句を言う、ごみ拾い、とんちんかんな会話、物盗られ妄想、夜寝ないなどというもので結構手がかかる状態ではあった。入所前の自宅での生活は、例えば一旦外出すると帰る方向や方法が判らないので行方不明になるとか、暴言や攻撃は、特に世話になっている妹やヘルパーに酷く命令口調で怒鳴るとか、部屋はごみだらけなのにお金や洋服を盗んだと騒ぐとか、夜中に誰かが忍び込んだなどである。それでも、すぐに会話の内容が変わってしまい長くは続かないので何とか同居できていたということだった。

入所時の話も非常に分かりにくく、聞いていると疲れてしまうもので、「実は土地を買うつもりで来ましたがお金がないので、何か変な所だ」「あんた、貯金を全部おろしてきてほしいんだけど」「南無妙法蓮華経！南無妙法蓮華経！」「私、おしっこしたいんだけど」という具合に延々と続くのである。入所後もこの状態のままではあったが、職員との感情対立が大きくなっていき、職員をまるで召使いのように扱ったかと思うと、泥棒扱いをしたりするのである。特徴的なことは、職員たちを感情的に分断することが頻繁に生じたことである。ある人には笑顔で接するのにその直後に別の職員にはまるで悪鬼のように振舞うといった言動となるのである。これには介護職員も戸惑い時には乗せられてしまい、「あなたのやり方が悪かったのでは？」とか「私にはこう言っていたのに」などの行き違いが多くなり、職員同士が険悪になる場面もあったのである。

この女性は名家の長女として生まれ、実に甘やかされて育った。妹とは全くの別扱いで、自分から家事をやるとか洋服を整理するなどはやったことがなく、学校にも使用人がついて通ったくらいだったという。そのまま親が決めた婿養子と結婚し自宅での生活となったが、結婚当初から夫には不満だらけで、両親が健在の時はまだよかったものの、両親が亡くなってからは経済的に大変となっており、夫の給料で生活するしかないのにひたすら夫を責める毎日だったという。その夫が亡くなってからも一人で生活する能力はなく、嫁いで既に夫を亡くして一人暮らしだった妹が見かねて同居したものである。

認知症の診断は疑う余地もないが、問題は彼女の激しい症状や行動異常にどう対処するかである。そのためには彼女のこれまでの人生が病気によって今のような酷い状況を生じさせているのかを知る必要があると考え、情報を得ることになった。妹やたまに面会に来る近所の知人からの情報くらいではあったが、かなり特異的な方であることが判った。それは、妹や知人らは口をそろえて認知症である現在の状態でも以前からの彼女そのものだというのである。特に、昔から他人を分断するのが得意であり、いい人と悪い人を分けて揉めさせることは多かったそうである。妹らは「あの人は自分と違う考えを認めない」「いつも賛成する人は全部いい人だが、一言でも違うことを言うと、その人の全部が嫌になり、まるで敵になる」「両親も旦那さんも苦労なさった」「友達は誰もいないと思う」などと話した。つまり、認知症になったからではなく、元々対人関係や生活態度は昔のままということになるのである。

認知症になって失われるものや症状として問題が加わることは多くあるものの、その人の人生の特徴はそのままであるということであるのなら、介護という対人関係でも、彼女と日常のつきあいをしていくことでも、この特徴をそのまま認めておけば介護者が敵味方に分断される心配はなくなるのだと判る。

この方は、その育ち方に注意する必要がある。名門の家であり両親がその跡継ぎとして育てているが、その育て方が変わっていて、いわゆる当主教育だった。妹とは扱いが全く違っていて食事や着るものまで別扱いだったという。重要なことは、本来当主は男性でなければならないとの考えからか、両親は彼女には跡取りの男性のような考え方や生き方を強要していたようである。しかし、彼女は自分の意思で考え行動してきたのではなく、両親、特に父親と同じような生き方を映してきただけであったといえそうである。そのため、養子に迎えた夫に対しても彼女に従うべきとの考えを変えずに行動し、受身的な夫がそれを受け入れるという生活が続いたようである。両親亡き後、経済的、対外的なことは全て夫が行っていたので彼女は社会的素養が全く無くても困ったと感じないで済んでいた人生だった。夫が亡くなってその現実に触れることになってもどうしたらいいかの手立ても持っておらず、葬儀やその後の生活は妹に託されることになった。両親から夫へ、そして妹へと介助や援助の手が移っただけで、彼女の生き方や姿勢はそのままだったのである。認知症かどうかではなく彼女の在り方の問題はそのままだったということである。

彼女の多くの訴えは思い通りにならない焦燥感や不安の表れであるのは明らかなので、話しの内容を解釈したり否定したり訂正したりすることに意味はなく、彼女の存在をそのまま認めた上で、今置かれている大変さに気づいていくのが介護になる。安心し任せられることを知った彼女は昔の両親との楽しい生活について語るようになり笑顔がでてくるのにそう時間はかからなかったのである。

一家の当主として生き方を与えられ植え付けられての意識、この記憶にこだわりを持っているのは確かであるが、このこだわりなのか信念なのか、それによって他人との関係は常に対立を生じていたのは確かである。これが認知症になっても消えることがないという事実は、認知症の治療や介護には、その人そのものに出会う必要があり、その工夫が重要であることを示唆しているといえる。生活面での不自由さや多くの症状に支配されているとしても、その人の本質的な人生がそこにあり、それは尊重、尊敬されるべきであろう。それを可能とするのは介護する側の余裕であり相手のこれまでの人生を想像できる力を持つことであると思う。彼女は本当に自分で何かを決める事は出来ないしやったことが無いのである。他人任せなのだから注意し怒っても出来ないので、むしろ少しでも出来たことを認め褒めることが大事であり、そこへ至るには一緒に行うと楽に生きられるというやり方を教えることになる。それでやっと単なる対象者相手でなく関係性での介護となるはずである。

こだわりを超えた深い関係

総合病院時代の話である。内科からの依頼で肺がん末期の治療中、しかも八十代女性の話を聞くことになった。毎日訪問しては話を聞くのだが、病気のことはほとんど話さず死を受け入れているような言い方をする方であった。何故私を必要としているのか次第に判らなくなるほど落ち着いているのだが、何かはあるに違いないとつきあうことになった。通い始めて二カ月位のある日、かなり苦しい状態の中で「話したいことがある」と言い出した。その内容は、家は自分と息子夫婦、孫二人であり世間からは嫁姑関係も含め理想の家庭と言われているのだが、実際はそんなに簡単なものではなく、特に嫁姑がうまくやるために自分がどれだけ我慢を強いられてきたか、というものであった。嫁さんは家のことをしっかりやってくれているし、現実には毎日面会に来て世話をしてくれているのだが、どうしても彼女は、今まで自分が必死に我慢していい家庭を保ってきたのだから、死ぬ前に少しは文句を言ってもいいのではないかと思い、その相談をお願いしたいというのである。

多少のとまどいは感じたものの、死にゆく人の希望であればかまわないと判断、あらかじめ嫁さんに内容を少し伝えておくことでショックは軽減できると考えた上で、彼女には自分の思い通りにやるのがいいだろうと伝えた。ある日のこと、いつものように訪問に向かうと、病室から嫁さんが小走りに出てきたが顔を背けて泣きながら去っていったのである。ついに、今までの不平や文句を言ったためでないかと判断し、呼吸を整えて病室に入ったところ、彼女は布団に顔を埋めて泣いていたのである。しばらく待っていると、顔を上げ「嫁と目が合った時、思わず、ありがとうね、息子らのことよろしく頼む、と言ってしまった」と言うのである。あらかじめ自分に向けた文句の数々が降りかかってくると承知していた嫁さんの驚きもだが、そのことを必死に考え準備してきたはずの当人もびっくりしたであろうと思う。そして二人で泣いて、深い関係が証明されているのだが、彼女が面接で話していた記憶では、嫁さんが来た当初はよそ者としての戸惑いや不満があったのは事実である。それからの長い生活の中で多くの経験があり二人で一緒にやったことも多く、共感や理解しあってきた人生の大事さが、目が合った瞬間に全面に現れたのだろうと推察できる。見事に最も大事な記憶の勝利であり、その後彼女は家族に見守られながら安らかに人生を終えたのである。

記憶は感情あるいは感動体験との関わりで深い存在として残っているものであるが、全体の記憶の中で一部分を対象として取り上げることに拘るしかない環境あるいは時がある。この例では、末期がんのターミナル状況下での心境で生じたネガティブな感情に一時支配されかかったのは事実かもしれないといえる。しかし、成熟した大人の世界では、ほとんどが全体を対象としてつきあいが成立するものであり、その関係は強固なものであるといえる。対人関係での未熟な関係では相手の一部分を全体と見誤ることがあるが、成熟した関係では全体を必ず意識してつきあうことができているものである。普通に考えればわかるように、人には良い所も悪い所も、十分な所も不十分な所もあるので、出たり引っ込んだりはするものの全部がその人なのであり、見えたり見えなくなったりするだけのことなのである。全体を対象として完成した人間関係は強固であり、時に生じる誤解や辛さの経験でも安心安全な解釈で終わることがわかるのである。つまり人の全体との関係が成立していることが自らの力で対立構造を打破できることを示した例と思う。

同じように感動を覚えた例がある。八十代の男性であり、この方はある記憶のため、自分を抑えて生きることが幸せであると信じていた人である。ある病院から食道がんの末期であり本人の希望でじっくり話をきいてほしいとのことだった。余命数カ月と承知している方で夫婦二人暮らし、自宅で最期を迎えたいと退院し外来に通院することになった。通院の条件として週一回、しかも夫婦二人で面談したいとのことだった。

彼は終戦の時、当時は日本領だった樺太からの引揚者である。母親と二人でそれこそ死ぬような思いで逃げてきたのだが父親は行方不明のままである。母方の祖父母を頼って当地に来たのであるが、苦労は続いたらしい。生来真面目な性格であり努力家でもあり、母親を助け公務員として職を全うしている。母親から常に聞かされてきたことは、「樺太には多くの日本人がいて近所づきあいもよく仲のいい家庭も多かったのだ。しかし、ソ連（現ロシア）が攻め入ってきた混乱の中では逃げ遅れ、そのまま現地に残った人も多くいて、今では日系ロシア人としてシベリアあたりに住んでいて、苦労しているのでないか。それを想うと自分たちだけが楽をしてはいけないのだ」と言うのである。母親は信心深い人で死ぬまで帰国できなかった夫や知人のことを心配していて自分が楽をしてはいけないのだと言っていたという。結婚した奥さんは朝鮮からの引揚者であるが、一家全員が無事に帰国した家庭であり少し事情が違っているとの説明だった。彼の生活は実に誠実で真面目なもので、職場でも何一つ問題もなく退職まで過ごしており、上司や同僚からの信頼も厚かったという。家庭でも無口ではあったが、温和で真面目そのものの生活で、部屋で仕事の準備をしているか、自分の勉強をしているかが日常であった。しかし、奥さんが頼むと快く何でも引き受けてくれるので困ることもなかった生活だったという。

病院外来では、当然主治医である外科医には話しているのかもしれないが、精神科外来では食道がんの症状や苦しさの訴えはなく、次第に自分の生き方についての話題になった。彼は、文学、哲学、歴史に造詣が深く聞いていて学ぶことが多かったのだが、その中で、彼が生きる目標としてきたものは「常不軽菩薩」であるというのである。この菩薩さんは、お釈迦様の前世の姿の一つともされるのだが、常に他人を軽んじることがない生き方をするのだという。（じょうふきょうぼさつ：法華経に説かれる、彼に近づく人を軽んじない、皆、誰でも菩薩道を通じて仏となるはずだからであり、彼に害をなしても遠くから同じ呼びかけをしたという：新佛教辞典、中村元監修）

少し話題が外れるが、仏教では如来は真理に到達した存在つまり悟った存在であり、菩薩とは元々は釈迦の前世時代の呼称だったのが、悟りを求める人の意味になったもの、つまりは悟れる存在なのだが衆生を導くために此岸に存在しているとされている。医療であっても如来には到底達することはできるはずもない。せめて菩薩業を修行する存在でありたいと考えると、かなり高邁な思想となるのだが、現実には遠すぎる目標ではある。

彼が、何故菩薩の話をしたのかは次第にわかるのだが、それは母親からの薫陶だけではなく彼の心にあった贖罪の感情だったのである。当然幼い彼に何の責任もないことなのだが、父親や知り合いを残して帰国した自分たちが幸せになっていいのかという考えにとらわれていたとも言えるのである。彼は、学生時代にも社会人になっても「大変だったでしょう?」とか「無事でよかったですね」といわば特別扱いのように言われていたそうで、実際にはほとんど記憶にないことでも、いわれると感謝しなければならないものと感じたそうである。しかし、この気持ちは誰にも話したことがなかったとのことである。

通院十カ月を過ぎた頃、自宅で静かに逝ったと奥さんから連絡があった。しばらくして奥さんの訪問を受けたが、その話にまた驚くこととなった。彼は、結婚以来自宅ではほとんど会話することのない静かな生活だったというのである。温和な性格はそのまま、仕事は真面目そのもので上司から信頼されており、家庭ではとにかく無口、部屋で勉強しているのがいつものスタイルであり、奥さんは彼が何を考えているのかほとんど知らなかったというのである。しかし、通院して信じられない程饒舌に過去や自分の思想を語るのを横で聞いていて発見することばかりだったとのこと、「お陰様で仏壇に声を出して会話ができますし、たまには文句もいえるようになりました。食道がんにも感謝です」と話してくれたのである。彼が奥さん同席での面接を希望していたのは、自分の話を奥さんに聞いてほしいという意味だったことに気がついたが、何とうかつなことであったかと思う。それが多分彼なりのこだわりからの脱出の仕方だったかと思う。彼の話す内容の豊富さや面白さにとらわれてしまい、話していないところに重要な世界があることを考えることができなかったと悔やんでいる。人は人生を語る中で、自分自身でこだわりから脱することが出来ることを学んだし、彼のような真面目で何も問題のない方でも、内心では世間との対立とまではいかないまでも、対峙した関係を持っていたと言えるように思う。

こだわりから本音の記憶にたどりつく

少し趣の違う七十代後半女性の例である。数カ所の内科医院、耳鼻科、眼科、整形外科などを何年にもわたり通院していたが、多くの検査でも異常は発見されず様々な治療にも反応せず、常に具合が悪いと頻繁の通院となっていた方が紹介されてきたのである。

彼女は初診からひたすら具合の悪い症状を延々と述べるという方で、言い終わるまで口をはさむ余地がないほどであった。数えると訴えは二十を超えており、「頭がニヤニヤする」「時々頭痛」「頭鳴り」「頭が重い」「くらくらする」「目がすっきりしない」「二重に見えることがある」「ぼんやりする」「目の痛み」「耳鳴り」「口が乾く」「味がいつも変」「手が震える」「物を持つと肘が痛い」「便秘」「下痢のこともある」「疲れが年中とれない」「おしっこが近い」「背中が痛い」「早く歩けない」「いらいらする」「不眠がち」「食欲がない」などである。毎回の受診でもこれらの症状を微に入り細にわたり語るので診察時間はそれで終わってしまうのである。他科の医師らが診察に時間がかかりすぎて音を上げることになったのは想像がついたが、当方も同様に大変なことになったのである。この症状の訴えは一年近い通院でもほとんど変化がないままであった。

普通はこれらの症状を検査などで説明がつくようにしていくのが医学的であり、精神科的には症状をもたらす何らかの葛藤を見いだしていく手立てを考えることになる。そのため、「今日は少し家のことや家族のことを話してもらえないか」とか「生い立ちについて教えてほしい」などの方法を試みるのだが、それには乗ってくることがなく、とにかく多くの症状を羅列するのである。「今日は時間がとれないので少しまとめて話してほしい」とか「今日は私の体調がイマイチで時間がとれそうもないのでまとめて話して」などやってみるのだが、「そうですか」といって同じ訴えを繰り返し、それがいかに苦しくて大変かを訴えるのである。彼女は自分側に意識が集中していてそこだけに拘っているのは明らかであるが、その内面にあるかなりの悩みか葛藤を想像するものの、あまりに長いこと症状に囚われているせいで表現できないのではないかと考えていた。

少し脱線するが、同じように自分側に意識が向いていて周囲に関心を向けることができない状態に内閉的あるいは自閉的状態がある。これはいわゆる精神病的ともいえるものだが、若い頃の経験で、統合失調症の患者さんとの面接中に、不覚にも持病の尿管結石を発症し、あまりの痛さに失神寸前で倒れてこんでしまい運ばれるハメになったことがある。その時、その患者さんは全く表情を変えることもなく何の感情も示さず、「今日の面接は終わりですか？」と言ったそうで、後で看護師から聞いたものである。当時は正直なところ腹が立ったのだが、対人交流が出来ないのは症状であり、それが病気の本質とわかるようになってからは、なるほどと理解できている。

この例は、このような対人的コミュニケーションの無さではなく、自分の苦しい訴えが前面に出ていて、判ってほしいと訴えているのは明らかであるので、そこに踏み込む一歩が見つからないのである。

考えた末に提案してみたのは、あまりいい方法とはいえないのだが、「長いこと努力して治療してきたつもりですが症状には変化がないようです。よく考えてみたらどうやら私が藪医者だということだと反省しております」と話したのである。これからは通院もいいが転院でもかまわないとの意味を込めてのことだったが、彼女の反応は、しばらく考えてから「よく考えたら症状が二つ位は減っております。このまま行けばもっと良くなると思います」と言うもので、とにかく通院を続けるとなった。勿論伝えたりはしなかったが、内心では一年に二個軽快なら何年かかるのか！と思ったのは確かである。そこで、「症状については全て記載しているので、次回からは少し家のことや今までの生活のことなど話しましょう」と提案した。

その後は急展開し驚くことが多かったが、一つは長男の嫁の話であり、もう一つは彼女自身の嫁入りの話だった。「あの嫁は鬼だ」とポツンと言ったのが始まりとなった。彼女には長男と長女次女（二人とも近所に嫁いでいる）の三人の子どもがいる。長男が大学時代に知り合ったのが嫁さんで、大恋愛の末都会から嫁いできた人である。そのためか自由に家事をこなし行動的で社会活動や学校行事にも積極的に参加、二人の子育ても伸び伸びさせる方針で、近所でも評判となる優秀な方とのことである。しかし、彼女から見ると、自己主張の強い身勝手な行動ばかりで、何よりも彼女に相談するとか家の習わしや伝統など問いかけることすらないことが耐えられないのだということである。気がつくと、いつの間にか彼女の思いとは全く違う方向に進んでおり、悔しいことに息子はそれに賛同し二人は仲良くやっているので、日常生活では揉めることも全くなく、平和そのものの日々なのだという。

彼女自身は十八歳で嫁いできている。田舎のかなり大きな農家の育ちであり、ある日、父親から「お前の嫁入り先が決まった」と告げられ、相手は当時はまだ裕福だった米屋の長男ということが初めて分かったのである。その頃は、家同士の結びつきが結婚という形式であり当人の意思でことが決まるような時代ではなかった。結婚当日まで夫がどういう人かも知らずに「嫁入り」したのであり、偏見、差別用語といわれるかもしれないが、昔風にいうと「貰われた」のである。それ以来、独断的で強権的舅と口うるさい姑に仕え、全く無口で親に逆らえない夫との生活になったのである。彼女は「女中（今でいうお手伝いさん）扱いの日々だった」と回顧している。実家のある田舎とは生活習慣が全く違っていて食事の内容や食べ方まで違い、徹底的に指示と指導（しつけと称していたらしい）のもとの生活で、その中で三人の子育てを行い、更に舅姑を介護し看取り、最終的には夫も送ることになったのである。

このような自分の人生については息子にすら話したことがなかったらしく、結婚当初に一度だけ実家の母親に泣きごとを言い、辛抱するよう説得されたことがあったとのこと、絶対に自分の力で何とかすると決心して生きてきたのだという。舅らが逝ってから自分のことを本音で考えるようになったのは事実であるが、その頃に〝異邦人〟である嫁さんが来て、気をつかうことになったのである。自分の思いや考え方を表現したいのだがどう表現したらいいのかの手立てを持っていないので、嫁さんの考えや行動を批判したり否定する材料も持っていないことに気がついていたのである。そのままでも一家は問題なく明るく楽しい生活であるのも確かであり「これでよかった」としか言いようがないのである。しかし、それでは彼女の今までの苦労人生はどう償うことになるのだろうか、というのが内面の葛藤の可能性があると思われたのである。

少し脱線するが、ある勉強会でのことである。高齢者の症例報告で生活史を説明していた若い医師が言った「昭和○○年に二人は結婚」ということについて、「結婚でなく嫁に来たのでは？」と疑問を投げかけたのだが、ほとんどの出席者は、「両性の合意による結婚」と「親同士が決めた家同士の嫁入り、嫁取り」の違いを問題とは思っておらず、自分が化石人間と化しているとわかったものである。昔は死ぬまで生まれた村を出たことがない人もいたなどと言っても誰も信じないと思うが、ある田舎の不登校になった小学生は、街にはやくざがそこら中闊歩していると信じていて、外来でもしばらくはキョロキョロ周りを伺って落ち着かなかった例もある。

彼女の内面では、自分の苦労を判ってほしい感情と自分なりの子育てや生活の仕方を教えたいとの思いがあり、この家に嫁いできてからの扱いに対しての怒りや悔しさも同時に浮かんでいるものの表現できないままの心境であり、どうにも解決できていないのである。しかも、自由にふるまう嫁さんは良くできた人であり立派に見えてしまうし、それを認めると自分の今までの人生はいったい何だったかと否定することになってしまうのである。

しかし、外来でこのような会話が出来るようになると、延々と述べていた身体症状の訴えがほとんど無くなっていき、様々な訴え表現は彼女の本当の苦しさの訴えであったことが判る。同時にそれが自分の不満や怒りのようなネガティブな感情であることを認めてしまうと、今まで辛抱してきた自分を否定的に見てしまうことにもなるし、もし嫁さんへの攻撃となってしまうなら、更に自分が情けない存在となってしまう可能性もあるのだろうとわかる。

大事なことは、十分な身体症状を訴えることでとてつもない苦しさを判ってほしいとの表現があり、その後に心理的な内面を語ることで、その両者が同じ場に居られるようになることであり、彼女は自分の視野を広げ、まだ不十分ではあるものの全体を見渡すことができるようになったのである。その意味で身体症状をひたすら語ることは大事なことであり、そのおかげで関係（ここでは治療関係）が成立することになったといえる。関係性が強固と判れば、いずれは自分と嫁さんは別人であり違ってもいいし、「そんなこともあるさ」と思えるようになっていくのであろう。実際には生活自体に大きな変化はないようだったが彼女の内面は充実したものになっていると想像できる。

実際の病気と不安の関係

八十代の女性である。最愛の夫が膵臓がんのため病院で亡くなり、一人暮らしとなってから三年になるが、夫のいない生活が辛く毎日そのことばかり考えている生活であるという。真面目で温和、落ち着いた話し方であり、かなり頑張っている様子であるが、夫を亡くした喪失感からの立ち直り、つまり「悲哀の仕事（喪の仕事ともいう。大事な対象を失った情緒危機から事実を受け入れて立ち直るまでの心理過程のこと）」としての寂しさやつらさは続いているといえる。一人娘がいるが米国に嫁いでおり、現実には頼ることができない。今までの生活はほとんどを夫に頼ることが多かったので、自分で判断するのに自信がないのも悩みである。

内科クリニック（早期胃がん手術後で経過観察中）からの紹介で、訴えは不安でしかたがないというもので、ある日、突然のめまい発作を生じたのが始まりで、それ以来不安が消えることがないというものである。夫が亡くなる二年前には一〇〇歳近い父親が脳出血で倒れ、入院中やその後の施設入所中もひたすら世話をすることで疲弊したというのだが、それは彼女が自分で判断した理由であり、父親が亡くなるまでの間、ひたすら彼女が世話することになっていたのは事実である。三人姉妹の長女で、妹達夫婦は県外におり、娘の二人の孫達も米国に住んでいて、この二人の将来の心配も常にあるという。

夫との二人暮らしが長く、娘夫婦は結婚以来米国在住という環境であり、かつては消息がよく分からないことが心配の種であると思っていた。通院によりいわゆる「悲哀の仕事」としての抑うつ状態も軽快し、ほとんど大丈夫な状態にまでなっていたが、米国在住の娘が子宮がんの診断を受け急遽帰国し手術を受けることになったとの知らせが届いた。彼女はその看病のために上京し何とか世話ができ、長女も無事退院できた。しかし、その数か月後に彼女自身に子宮がんが見つかり手術することになったのである。病院で手術し退院するもその冬に健診で受診するとそのまま入院となってしまった。リンパのう胞炎と肝機能障害、更に尿失禁のため導尿で血圧低下となったのだが、その時に動悸を認め発作性心房細動との診断を受け治療することになったためである。このように次々と病気と治療の繰り返しとなった。そのことで疲れ果てて不安症状が出現したともいえるが、紹介された後は月一回程度の通院で、三十分から時には四十分位も家族や自分の病気について話し、ひたすら不安中心の内容だった。元々心配性で神経質な性格と自ら言い、長女意識と考えられる善意と必死さが疲れさせる原因と思われ、早くに亡くなった母親の代わりにかなり支配的な父親のもとで育ち、しっかりしなければという慢性の緊張状態のまま物事を考えるのが習慣となっていたようである。訴えは多彩（不安、恐怖、動悸、薬物恐怖、胃が動かない、導尿恐怖、抑うつ気分、食事に神経質、腹痛、血圧低下で冷え、耳鳴りなど）で内科治療中心の薬物治療が行われていた。夫は実にやさしい許容力のある人で、その別れは彼女のとって耐えられない出来事だったと考えられる。悲哀（喪）の仕事は、ボウルビィ（イギリスの精神分析家、喪の4段階理論）によると、情緒危機から事実を認めないという抗議状態となり、その気持ちを断念し絶望、無気力、うつ状態、不安、怒りなどの精神状態の後で、受け入れはじめ立ち直るという離脱に至るという理論を述べている。彼女の場合は、これらの精神状態が父親の死から繰り返し襲ってきており夫との別れが更に重なっているし、娘の病気と自分の病気も別れの不安を伴うものと受け止められた可能性がある。

しかし、彼女には精神的問題だけでなく明らかな身体的病気とその治療があり自分のこととしては主治医の指示に従う真面目さがあったといえる。つまり真面目な彼女の治療姿勢のため、きちんと指示を守る態度があり、同様に父親や夫の看病にもそれは反映していたと考えられる。父親、夫、娘の病気治療と看病、加えて自分自身の病気治療への取り組みの連続、真面目な病気への取り組みと理解はあるものの、ある種こだわりとなって彼女の生活の一部になってしまったといえそうである。このように実際の病気治療と精神状態は切り離すことができないのは当然であるが、彼女の辛さの焦点はどこになるのか漠然としているのが特徴といえる。身体疾患の治療と経過、予後がどうなるのか、不安症状、余裕なく生きてきた過去の過程、夫との別れによる悲哀感、一人娘の病気の経過、孫らの将来への心配など実に多くの心配が全部まとめられたかのように表現されているのである。この例のように現実の出来事や病気の連続と精神症状としての不安が同時並行的に出ている場合は、その辛さは倍増してしまう。それを理解した上でこれまでの人生が十分な努力や誠実さだったことを支持していくことになる。不用意に病気について心配ないなどといい加減な安心操作は避けなければならない。つまり、不幸な出来事や病気の症状だけに焦点をあてるのではなく、その人そのものとのつきあいを重要視していくことが課題となると考える。身体疾患がありその治療と並行して精神的な安心を目指すということになるのだが、身体疾患と不安症状をそのまま受け入れるのは、その人の人生に関わったことになる重さがある。極端な言い方ではあるが、身体疾患も大変だし精神症状としての不安も大変なのであり、どちらもすっきり治るようなものではないのである。その辛いままの生活を出来るだけ「大変だろうなあ」との思いでつきあうしかないのである。

一人暮らしの八十代の男性が、幻聴と被害妄想があると言われ受診してきたことがあった。アパートの一室で生活しているのだが、上の階や隣の部屋から声が聞こえてくるし、ほとんどが彼に対する誹謗中傷だというのである。妄想かもしれないが本当かもしれないので、その判断は出来ないが話を聞くのはできるので通院を続けることにした。何年も一人だったので他人と話す機会がなく、会話が楽しいと受診を続けていた。彼は一人っ子であり商売をやっていた両親にかわいがられて育った。小学校時代から野球に夢中で高校まで続けていたが、怪我で脱落し失意のまま大学受験も失敗、その後は料理人を目指して修行するも両親が病弱なために看病中心の生活が続き、最後を看取ることとなった。気が付くと年を取ってしまっていた、と語るように自分の人生らしきことが出来なかったというのである。ほとんど他人とのつきあいのないままの生活だが、特に不満はないと語っていた。

ところが不幸なことに結核を発症して入院し、更に肝臓疾患も悪化しており治療の甲斐なく末期状態となってしまったのである。病院から連絡があり本人が是非にも会いたいとのこと、面会に行くと、受診していた時の話そのままに語るのであった。そのまま一人で逝ってしまったが、考えてみると、何回かの面会でも例の妄想話は一度もしたことが無かったのである。実際の重病疾患があり精神疾患もありながら普通の人間同士の会話が優先して安定していられる経験であった。妄想かどうかは特に問題ではなく、彼の人生を誰かに知ってほしかったのではないかと想像するが、今となっては知る由もない。少しだけは一緒の時間を作れたかとは思っている。

病気とのつきあいか・その人とのつきあいか

医療の立場からは、今まで述べたような老人に限らず健康を考えるにはどうしても病気をどう見立てるかが必要となる。精神的な病気、最近はメンタルヘルスという言い方が多くなっているが、例えば、はやり言葉のような「うつ病」についても様々な症状や、時には教科書や医学診断ではない、五月病、燃え尽き症候群、仮面うつ病、引っ越しうつ病、サンドウィッチ症候群、新型うつ病などの診断名も話題になっていたりする。ある場面との関係で名前をつけるのは本質とは思えないが、それでも病気をありありと示す役目はあるだろうと理解はするものの、その「人物」は置いてきぼりになるような気がする。

中年の女性が相談に来た時のことである。ごそごそと袋から紙の束を取り出して「これはインターネットで調べたものですが、とても混乱しています。どうぞ教えて下さい」と言うのである。その紙の束は多くの精神疾患について調べたもので、例えば統合失調症、うつ病、人格障害などの多くの病気の説明とその特徴についてである。その方は「どれを見ても自分に当てはまるような気がします。全部ではないのですが、そっくりな所があるので、自分はきっと病気なのではないかと思うのです」と言って下を向いた。真面目でどこも問題無さそうな方に見えるのだが、実はその方の夫が夫婦喧嘩の際に「お前は人づきあいが悪い。その証拠に俺の両親とうまくやれないではないか」「おかしい、絶対病気だ」「統合失調症でないのか？」と言ったそうで、それを真剣に悩み、もしかしたら本当に病気なのかもしれないと考え自分で調べてから相談にきたのであった。

結果的には全く病気ではなかったのだが、性格的には受身的で融通性にやや欠け世間知らずの傾向はあると感じたものの、実に善い方で愛すべき人に思えたのだった。もし、この方の言うように病気の症状を羅列して○×をつければ誰でも何カ所かに○も×もつけることになるのは当然のことである。どのような項目であっても人の特徴を極端に記載してあるのが質問票なので、程度を考えればどれかには当てはまるものである。その夫が、その×印を問題にした瞬間があったのは想像に難くない。多分喧嘩状態の時の出来事なのだろうと思うが、夫は既にそのことを忘れて普段通り生活しているらしく、それは日常では○の部分が優先しているだけなのだろうと思う。後でその方の夫は「そんなことになっていたのか」と驚いて来院し二人でよく話しあうことを約束して帰ったのである。

病気を診断するためには症状を観察し正確に把握するのは必須のことであるが、病気とだけつきあっているのであれば相手の悪いところを探して指摘することと同じになると考えたらどうだろうか。相手にある悪いと感じる所は簡単に発見できるものである。何故なら自分と違う所は何もしなくても見えてしまうので探す努力はいらないのが普通である。日常でそういう傾向を持った人たちと一緒にいるのはかなり疲れると思う。「あんたの悪いところ、欠点は」というのも見られるということになり、その対人関係は身構えから対立構造となってしまう。つきあうというのは、冷静な観察や取引ではなくむしろ相手のいい所を見ていくと考えるとかなり楽なつきあいになるはずだが、それが病気とつきあうというよりその人とつきあうことになり、健全の証であるということになると思う。

外来では病気の症状だけを聞いて記載していてもつきあうことにはならない。特に生活のしづらさや困っている事などを把握するためには、日常生活について質問する必要があるが、それも何となくいつものパターンになってしまう恐れはある。同じ繰り返しの質問ではなく、その人を知る手立てとしては生活上を占めている普段の出来事、その人の生活の土台となっている事柄を知ることが大切になる。それは毎日生き生きして動いているものであり、いわばその家特有の風土のようなものだろうと思う。例えば、年間を通じての行事がどうなっているかなどで、大晦日は何をしているか、正月行事は、節分は、お雛様は、子どもの日は、お盆は、など年間を通じて話題は尽きないし、誕生日をどうしているかとか、世間の行事への参加とかも聞いてみたい気がする。服装や髪型でも、趣味や好き嫌いでもいいので、全部が話題だとすると話は尽きないことになる。また、夫々についてその一家にどんな特徴があるのかも興味が湧く。おせち料理はどんなものか、母の味はどんなものかでも興味の対象になる。その家にとっての習慣、伝統、役割などが浮き出てくることが、その人の人生観を想像させることにつながることがある。勿論、一気に知りたいなどということではなく、つきあっていく中で自然に知りえていくものであり、どこが悪いのかだけの興味よりは温かい深い関係となる。同時に治療者も相手と違う自分の土台に気づくことになるので、お互いの違いに驚いたり感動したりすることになり、生の関係、臨場感ある関係となるのである。

普通は病気があると健康とは言わないが、メンタルヘルスでは病気でなければ健康なのかというテーマを考えることがある。病名がつくような病気はないものの不健康あるいは不健全な生き方をしている人はいる。毎日年寄りをどうやって騙すかを考えて暮らしている特殊詐欺グループとかＳＮＳで不確かな情報を拡散しても平気でいるとか、週刊誌などでの知る権利と称し他人の秘密をまるで悪意を持っているとしか思えない報道をするとか、他人が困ることを意に介さない不健全としか言いようのない人達がいる。彼らもいずれ年をとって他人の世話になり間違いなく死んでいくのだが、どんな一生だったと思って死に逝くのだろうか。その時反省しても遅いのだが、反省はしないだろうとは判る。何故なら長いこと自分が得ならそれでいいという反省とは反対の人生を送ってきたので、自分の問題として考える方法を知らないからである。少しだけでも他人のために何かを行う方が幸せに感じられるのだが、相手を思いやる気持ちは何と幼児期から始まるという説があるそうで、もはや遅いのかもしれない。幼児は何かの調子で泣いている時、母親が「いいかげんに泣くのを止めなさい」などと言うと、内心では「今泣き止もうとしていたのにそんなことを言うからまた泣きたくなった」と考えてしまう。つまり自分の問題なのに相手のせいにするのが自己防衛となるのである。これは原始的な防衛機制[1]（投影性同一視）の一つで、成熟した大人のとる方法ではないが、母親との絶対安全な関係にあることが条件であり、この極端な自己中心主義から人はそれを削っていく作業をして大人になっていくわけで、それが成長過程である。

自分の得だけという彼らは人格未熟さを物語っていると思うが、この自己中心主義あるいは自己愛といってもいいが、成長過程で人間が学ぶべき本質を取り残したままということになる。唯一反省できるとすれば自分が同じ体験をして苦しい思いをすることぐらいかとも言えるが、それが出来ないままでそれも他人のせいと思うのなら、それは障害である。もっとも人間に近いとされるチンパンジーは見た目は愛嬌があるが非常に攻撃的で残酷な動物であるという。他の種の猿狩りまでするのだが、強烈な自己中心的行動が見られると聞いたことがある。チンパンジーは苦労しても人格の成長があるわけでもないので、苦労と反省で成長する人間とは違い、自分が得するだけの人間はチンパンジー並みということになり、何とも寂しい人生で終わるに

（1）自己の願望や衝動を対象に投影（相手の感情であるかのように知覚する）し、それを対象のものと認識し、それに対応することで自分を守る。

違いない。

逆に、病気があっても実に健康な人たちがいると言ってもいいと思うが、自宅だけでなく病院や施設あるいはホスピスで人生の最後を過ごす人たちを考えてみるとその意味がわかることがある。癌の末期や難病の経過中の方たちが、残された短い時間の中で自分の人生を真剣に考え充実させていく過程があるもので、その方たちの精神の健康というか人生を深く捉える力というものに学びそして感動することがある。

ある施設で中学生の子どもと出会った。この子は難病でこの病気では二十歳まで生きるのは至難の業であると聞かされていた。しばらくつきあった頃に彼が言ったのは「先日仲良しだった○○さんが死んだ。同じ病気なので僕もあと少しなんだよ」と言うのである。どう返事したらいいかわからない気持ちのままだったが、彼の態度は全く普段と同じで落ち着いていて、むしろこちらが心配していることを気遣ってくれているようだった。その施設を離れた後のこと、旅行中に突然電話があった。その子の母親からだったが彼が体調を崩し入院中とのこと。全く食事が摂れなくなってしまったが、彼が思い出したのか私の声を聴いたら食べられるかもしれないと言ったと言うのである。電話口でとにかく話をすることだけは出来た。その時は何とか無事に済んだが、その二年後に亡くなったと連絡を受けた。お母さんによると彼の態度は知り合った当時と同じで落ち着いていたとのことである。彼は詩人であり、生きることについて感謝や楽しさを表現した短い詩を残していた。彼の母親から聞いたが、それは生きる事への賛美であったとのことである。悟りというのか、短いがギュッと何かが集約された人生だったに違いないと思うが、もう知りようがない。

三十代の女性で、子宮がんの末期だった方は、二人の小学生の子どものために家庭で最後まで生活する道を選んだ。毎日の料理、洗濯、掃除や一緒の勉強など、子どもの世話を笑顔絶やさずに行って短い生涯を終えた。生前に自分の子どもたちに自分の姿が記憶に残ってくれることをひたすら望み、夫もその母も協力したのであった。子ども達の毎年の誕生日のためのカードを二十歳になるまでの分を書き上げていたそうである。その子どもたちは今では成人になっているが、母親の思い出を忘れたことはないとのことを姑から聞いている。子ども達にとっては母親の病気ではなく母親という大きな存在との関係だったことがわかる。こんな健全な生き方ができる人は見事な健康人なのだと思うが、できれば病気であっても健康人として生きたいものだし、そういう人との出会いがほしいと考える。

以前、ある会で「うつ病」について話したことがある。講演などではよくあることではあるが、その時の評価というか感想を記載してもらうことがある。後で届いた評価を読んで気になったことがあった。一番気になった文章は「ほとんど本とかに書いてある内容と同じで参考にならなかった」というものであった。そもそも主催者からの講演要請が「うつ病について学びたい」

というものだったので、うつ病について基本的知識を伝えたつもりであった。私の独自の理論があるはずもなく、どこで話しても多分誰が話しても嘘を言わない限り同じようなこと、つまり、うつ病は病気であること、薬の治療が大切であること、休養が必然などを話すしかないというようなものだったので、そのため、教科書的という評価は当然ではあるが、とても不思議な感じがしたものである。多分、出席者はうつ病にならない方法とかすぐに治るような手立てとか、もしかしたらお笑い話を期待したのかもしれないと後で思ったものである。普通あるいは普通と思っている人たちとのつきあいは難しい。

医療において治療は共同作業であるというのは常識であるが、講演も出席者と一緒に何かを考え作り上げる作業だと考えており、最も大事なことはその場における「臨場感」なのだと思っている。しかし、最近は全く違う考えの方が増えているようにも感じている。それは、医療やあるいは最近では教育であっても「商業取引モデル」と考えている人たちがいるということで「市場原理主義」(市場に委ねれば全てうまくいく)が一番判り易いともいえる。要するに患者や生徒は消費者つまりお客さんであるのだから、最低の価格で最高の商品を得るのが重要であり当然と考えることとなっている。買い手と売り手の関係であり病院などでいつの間にか「患者様」(お客様と同じ)という奇妙としか思えない言い方になっていることがこの感覚を示している。客の言うことには従えとなるのだろうが、それは他人の話を聞くことにも同じ原理がある。

ると考えられそうであり「おもしろくもなく、ためにならない話」など許さないということになる。健康を考えるとき、この一緒に共同作業を行うという関係性であるととらえておくと、つきあうのは病気かその人かに迷わずつきあえると考えることができそうである。最近は、会議はもちろん診療までネットで行うのが無駄を少なくできるという考え方がある。会議でもネット上では相手が話しているときは聞くだけになるし、診察でも一方的で話をお互いやり取りしているようには見えない。可能かもしれないのは認めるが、共同作業としての雰囲気や汗や匂いという臨場感は感じられないし、その場で結論がでなくてもその後のつきあいで判ることもあるので、ネットでは〝丸ごとの相手〟との関係ではないと思っている。

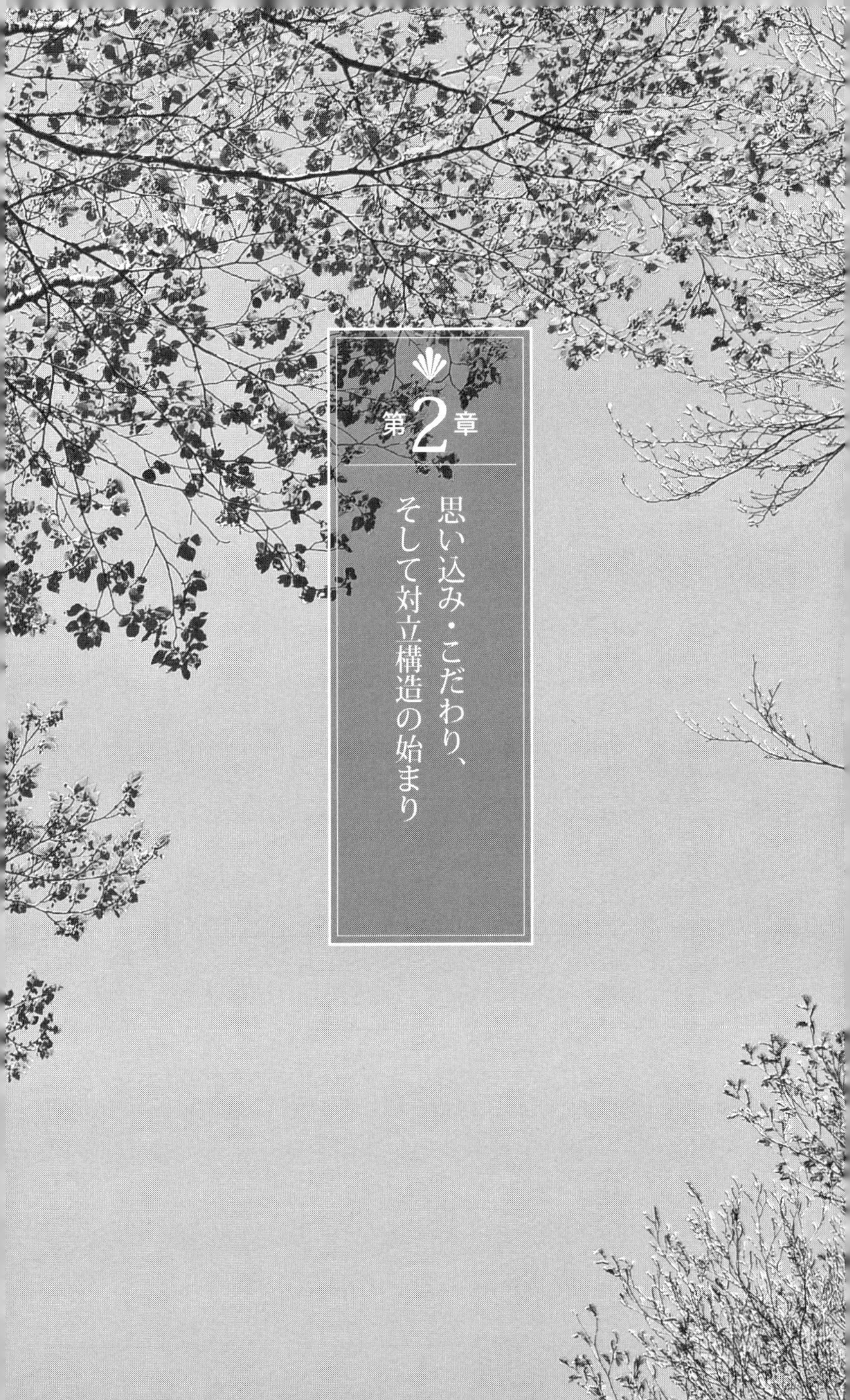

第2章

思い込み・こだわり、そして対立構造の始まり

思い込み・こだわりと対立構造の始まりは世間・家族風土による

病気を見るのか、その人とつきあうのかを考えると、その人が表現している思い込みやこだわりに治療者が囚われてしまうことで判断が左右されてしまうことを考えなければならない。思い込みやこだわりの始まりは、子どもの例が参考になる。思春期の子どもたちが受診するときは、家庭や学校で周囲が困り果てて「何とかして下さい」との思いで連れてくることが多いものである。例えば不登校などでは、学校に行けないあるいは行きたくないとの訴えが本人ではなく親からなされる。しかし、親や教師にとっての「何とかして」は登校してほしいということだけのことが多いが、肝心の子どもは別の悩みを持っていたりするし、元々精神科の外来は子どもを登校させるためにあるのではないわけで、本音でいえば学校などどうでもよく、この子が将来をどう幸せに生きていくのかその考え方や方法を〝一緒〟に考えるのが目的になるのである。精神的病気があるのであれば治療することが大切と教えることになるのだが、まるで不登校という病気があるかのような誤解があるし、学校からは、とにかく一回相談に行ってみなさいなどと言われてくるのである。一回でどうにもなるわけがないし、病院や診療所は相談ではなく診療し、診断の結果治療する所なのである。一回目の出会いでは「自分から来たのか、嫌だけれどつれてこられたか?」を聞くしかなくなる。嫌々来たのなら、自分で来る気になったらまたね、となるだけである。不登校状態の子どもは長い経過の後で医学的診断がつくことが多い。発達障害、統合失調症、うつ病、不安障害や対人恐怖など様々な診断基準を満たす例があるということであるが、最初に診断するのは難しいし急ぐ意味はない。

子どもの思い込みやこだわりがどこからどのように始まるかを考えてみる必要がある。性格、特質、個性であるとの見方もあるかもしれないが、執着心（囚われること）が極端に続くのであれば問題ということになる。それは、子ども単独の責任ではないのは言うまでもない。だから親が悪いとか学校や社会が悪いというような、誰かに罪をきせるような単純な見方をすることではなく、もっと本人を総合的に見る必要があるということであり、特に成長過程に注目する必要がある。県の医師会の学校保健委員会での研究チームの一員として子どもの情緒的発達（成長）の調査を行った経験があるが、昔から知られているように小学六年から中学一年頃の変化が、情緒的、身体的、内分泌（ホルモン）的にも際立って大きいことが判った。この時期は個性の発達や多様化の時期で、家庭では反抗期にあたるが子どもは自分が何者かを真剣に考えることになる。それが可能となるためには、その前に十分悩む体験ができるようになっているかにかかっている。人間関係で言えば、母子関係のように二人だけであれば二人が一つのユニットで納得すれば何も問題がないのだが、父親と三人の関係が始まると、三人が一致することは少なく、誰かが思い通りにならない除け者になる場面が当然でてくるので、悩むのが普通となる。そのため我慢する、説明する、議論する、懇願する、あきらめる、怒るなどの様々な対処方法を工夫することになるはずである。学校は一番わかりやすい場所であり、小学校では皆仲良くのテーマが通用し、教師の指示に従うように、皆が一緒の生活が普通に送れている。しかし、中学校になると先ほどの調査結果のように途端に自分に目覚めてくる子らがでてくる。これは自己主張の形になり個性の発露から自由を求めて勝手なふるまいとなり、つまりバラバラになっていく時期なのだが、驚いたことに中学では学則とか、学校特有の方針、教師の主義主張が正しいという、いわば「その学校の決まりごと」に縛られ全員が同じ振る舞いを強要されることになってしまう。何故制服が軍隊のような形式なのかとか、昔の運動部は練習中に水を飲むことを禁止していたとか、とにかく努力するのが方針とか、何故か女子生徒のスカート丈が決まっているとか、髪の色が黒でないとだめだとか、どこか変だと自分で気が付いて主張しようとするのに皆同じだと決められているのでは苦しくなるに違いないと思う。医師も同じではあるのだが、教師だからといって尊敬されるわけではないのに、「先生」などと言われると特別になったかと誤解してしまうものである。医療の場合は信頼できないとか嫌だと思うなら別の病院へ行けばいいのだが学校はそうはならないし担任も選べないのである。尊敬されるかどうかは、能力が高いとか優秀だからなどは理由にならず、お互いの関係性の中での信頼度で決まるし医師や教師の側の責任でもある。学校の常識は世間の常識と違うことが多いのは今も昔も同じかと思う。これら何か変に感じる全体を「普通」と称して受け入れているのが現実である。

昔のことではあるが、転校して間もない小学生だった娘が学校から帰ってきて落ち込んでいたことがある。その理由は、自転車に乗る行為は学区内と決まっていると担任から厳しく指導されたためであった。何故なら我が家は学区の一番南外れであり、家を一歩出ると右側は学区を外れるので、自転車はいつでも左側へ行くしかないと考えてしまったためであった。更に給食で出された大好きな納豆をご飯にかけて食べようとしたら、それでは洗う人がベタベタして大変だから納豆の容器にご飯を入れなさいと注意されたのだというのも加わって、学校が嫌だとなったのであった。現在はそんなことはないと思うが、杓子定規な規則を守る教育方針はどんな子どもを作ろうとしたのだろうかと考えてしまう。その時は、もしもの時は親も一緒に謝るから好きにしようと提案したように記憶している。「怒られたらどうしよう」という問いに「怒られるだけでしょう?怒られればいいじゃないか」と言った記憶もある。

今から六十五年も昔で自分が中学生の頃、今でも有名?な歌手、春日八郎の「別れの一本杉」という歌謡曲（当時は流行歌と言った）を、学校で友達相手に歌って自分の美声に感動していた時、それを発見した教師に徹底的に怒鳴られ不良（今は非行）扱いされたものである。友人は「学校では唱歌を習って帰ると親父は風呂で浪花節（浪曲）だもんな」と言って笑っていたものである。昭和二十年代の学校で教わったことの間違った知識は大人になるまで引きずっているものもあったが、そのせいで現実の生活で困ったことは無いのも事実である。要は自分で訂正し学んできただけのことである。「講談師見てきたような嘘を言い」と言うがここに教師も入るかもしれないし、成長の過程で学べばいいことなので大した問題にはならないのが普通である。小学校の成績優秀者が人生幸せになるという定義も聞いたことがないし、その反対意見も見たことがない。こんなことを書いていながら、それでもやっぱり「普通」ではないなあとの感想は消えない。

学校も社会も当然のことであるが、様々な人間の集団である。背の高い人低い人、頭の良い天才も普通の人も、色白の人も、体重が重い人軽い人、好き嫌いの違いも千差万別である。ちょっと世界を想像してみても大半の国は多民族国家であり宗教も多数あるのが常識である。日本が単一民族と思っていたり世界でも歴史的に古い国と信じていたりするが、実はそうでもないらしく、それと同じように思い込みとこだわり、そしてその人物を見る意味で子どもの例は参考になる。実は、世界を知らないだけで自分が住んでいる狭い世界が全てと思っているのは世界を無視し知らない世界と対峙している考え方ということになる。

外来で、思春期の子どもでも大人になっている人たちでも、親子関係の話になると詳しく語りだし、しかも親と子の関係にすれ違いというかボタンの掛け違い（ズレ）があったかのような話題が多いことに気づく。お互いにどうしてぶつかれないのか？何故逃げてしまうのか？もう少し関わればいいのになあ？よくまあ文句が多いなあ？とか様々な感想を持つ。一番驚くのは、外来へ子どもをつれてきている親がわが子の欠点ばかり話すとか、反対に問題は全くないと主張するという出会いも多々ある。「良いところもありますよ」とか「少し考える必要がありそう」などと訂正すると「そんなことありません！」と宣言されることもある。そんなことから、子どもと親の関係を考えることとなったが、それは、子どもから見た親のイメージを検討してみる方法があることに気がついたからである。外来で、親の居ない場で、つまり私の前では子どもたちは親をどう表現しているのかに注目するようになり、同時に親は自分の子どもをどう表現するのかを考えていく中で、その両方が一致することも、ずれていることにも意味はあるのだろうと考えるようになった。ここに思い込みやこだわりの始まりがあるように感じているが、ある意味視野を狭める作業であり親子がお互いに自分の優位性を持ちたいという防衛になると対立構造となってしまうと思う。そう思う理由は、外来を何等かの症状や訴えを持って訪れるのは、自分ではわからないが何故かそうなってしまうこと（無意識）、症状を通じて何とかコミュニケーションをとりたいと思っていること、自分でも違和感や異常事態を感じていること、などが心の内にあって、しかも、それが自分の問題ではなく相手のせいと思っているらしいのである。

子どもの例でも、長いことつきあっていると、次第に表現のしかたに変化がでてくることは前に述べた老人達の悩みの例と同じではある。子どもの話ではなく、夫婦関係のことでの経験であるが、通院している主婦が夫の悪口を散々言うことはごく普通に経験することである。夫が酒ばかり飲んでいて話を聞いてくれないとか、旅行にも連れて行ってくれないし、子育てにも全く応援してくれず、全部「私がやったのであり、私の人生を返してほしいくらいだ」などと言う。ところが、それでは離婚でもするのかと言うと、全くそんなことはなく、外では謙遜して夫のことを褒めることはしないのであり、話していると、いつの間にか夫の素敵な話がはじまり「理想の夫像」が展開することになったりするのである。反対に夫が自分の妻の話をするとき、謙遜しているのか全く料理もできないダメ人間のように表現しながらも、実は自分の方が頼っていると思っている例などもある。人が生きていくためには記憶は実に多種類の立ち位置を持っているようであるが子どもはその立ち位置が多種類ではなく見る方向が決まってしまうので対立するしかなくなるが、それが成長前夜ということになる。

そのため、いつまでたっても「今の自分の不幸はあいつ（父親あるいは母親）のせいだ」と主張する人にも出会うことになるのである。自分を全く理解せず、しかも暴力的だったり酔っ払いだったりの親を許すことなど出来ないと主張するのである。少しはいい所もあったのでは？と言うと「見ていないからそんなことが言えるのだ」と怒り出す人もいる。しかし、経験的には「親のせい」という考え方は思い込みやこだわりであり、そこから抜けない限り、自分の人生にはなりえないし、治療的には自分という主語がなければどんな小さな人生でも満足は得られないといえる。逆に「他人のせい」から「自分の問題」という考えになればその解決も十分でも不十分であっても自分の責任での成果であり認めるしかないわけで、人生の満足や感動を独り占めできることになるのだが、何故か他人のせい、その一点にこだわり続けてしまう。それに対しての回答は、自分だけではなかなか解明できない時期があることが思春期的であるということになる。

親子の関係は?と考えると、外来で子どもは親を、親は子どもをどう表現しているのかが気になっていたが、その表現は他人である私になされるので、本当なのかあるいは実際の親そのものであるとはいえないかもしれないが、その時期、その時の親のイメージであることは確かである。治療関係においては、そのイメージは子どもが必死に親子関係や自分の家という環境を表現し、わかってもらいたいという思いであることは事実と考えていいように思う。子どもたちが表現する親のイメージはマイナスの印象だけではない。表現をつぶさに観察すると親子関係や生活にとって重要なメッセージを発見し、親子関係の隠れた温かさに気づかされることも多い。とりあえず、表現の意外性に驚くのだが、子どもの方が親との関係を自然に同じ方向を向くように誘導しているように見える事が多いので、なるほどというプラスの関係性を発見し、驚くことは大事なのだろうと思う。

それにしても、子ども特に思春期の治療は子どもの成長過程にあることと、治療者の精神状態も試される場面があり、苦労することが多い。そのことを学ぶ方法として昔から密かに興味を持っていたのだが、治療者が自分の精神状態を安定させるため参考となる人物がいる。それは、先に述べているが「西遊記」に登場してくる三蔵法師である。西遊記を精神療法的に読む試みから思春期の治療の工夫、特に治療者のあるべき姿勢を発見できると思い紹介したい。

精神療法から見る「西遊記」

精神科の治療で他の科と違う方法の一つに精神分析的精神療法がある。要するに言語中心の治療でありそのためには人間関係を構築しそれを利用していく方法である。つまり人間関係から生じる情緒的変化を大事にするのだが、患者の幼少時の体験の繰り返しが治療関係で再現され、自分自身の問題点が明確化され、今の症状を理解し納得していくことが可能となるという方法である。その変化は患者だけでなく治療者にも生じるので、常にその関係性を理解していないと治療とはいえない。精神療法は一般的には、支持、訓練、表現することから患者が洞察出来るようになるまでをいう。分析的精神療法の基本認識として必要なことは、症状は無意識から生じていることであるが、それを会話の中で気づいていく発見があり、言葉で表現していくことが自覚を生むことになり、それを治療者と患者との関係で行うということである。治療者が留意すべきことは多いのだが、治療を受ける事を約束することは当然として治療が失敗したり中断したりすることを知っておくことも必要である。その上で、耳を傾けて受容すること、問題点を整理する手助けをすること、支持、共感の態度の上で指導、助言、教育、説明、時には仮説を提案したりして内面を判ろうとする。

そのためには、一緒に同じ方向へ行く必要があり、それでも迷ったり時間かかったりの繰り返しとなるものである。特に人格的に未熟な思春期の子どもの治療は難渋するものだが、子どもは成長を伴うことを理解する必要があるので、治療者はそれを知った上で情緒的に安定している必要がある。それを学ぶためには、治療者としての中立性、安定性、恒常性などを身に着ける必要があるが、何よりも融通性のような余裕が重要とされるというのが、精神科的説明となる。

西遊記の著者は明時代の呉承恩ということになっているが、講談師や仏僧などの古くから語られてきた仏教の説教に由来するという見方もあるらしい。世徳堂本（上海古籍出版社）では一〇〇小節という長い話らしいのだが、史実的な見解を入れた、陳舜臣の中国ライブラリー二十五巻、新西遊記と、情感を十分加えた平岩弓枝の小説、西遊記上下巻、二〇〇七年版を参考にして考察するのが判りやすい。

この物語は、全く人格的に未熟な石猿が、三蔵法師との旅を経て悟った人間になっていく話であると考えると、人格成長の為に必要なことが何なのかということを教えてくれると思っている。当然史実にある玄奘三蔵（唐の時代、七世紀に実在）の著作・大唐西域記（物語の完成は十六世紀）とは時代背景も旅のコースも似ても似つかぬ物語ではあるが、この位、荒唐無稽な話のように思春期は大変な時期だと知っていれば、大抵のことは安心して見ていられるし治療者の姿勢を学べるという意味もある。多くの困難を乗り越えていく過程を治療に見立ててみるが三蔵法師と孫悟空の関係は最後まで継続しているのである。この物語を精神科的手法と言葉を使って説明をしてみようという試みである。

誰でも知っているあらすじを簡単にまとめてみる。第一期は孫悟空が生まれ猿の集団の王となるも放浪、須菩提祖師（すぼだいそし）の元で修行し巨大な能力を身に着け天界で役目をもらうが実は低い地位と知り、その結果天界で大暴れの事態を起こし、お釈迦様によって五行山に閉じ込められ五〇〇年を経るまで。第二期では三蔵法師によって解放され従者となるが中々なじまず、トラブル続き、遂には決裂し元の猿山に遁走するが結局は関係再開となるところとなる。第三期では、三蔵法師と兄弟弟子と共に多くの困難を乗り越えていくのだが、善意とはいえ三蔵法師の教えが理解できず必死に鵜呑みにしながらも悩み、世の中の現実を知っていく段階から他者の存在を知ることになり現実性を学ぶ。そして最終第四期で、内省的となり自発的に修行や三蔵法師の天竺への旅の意味を理解し、遂には上位のお釈迦様や観音菩薩にまで認められ、そのまま三蔵法師や兄弟弟子らとの信頼関係が永遠であることを悟るということになる。

これを治療関係の視点から考えてみると精神療法の構造、経過として成立していることが判る。構造としては、上位の天帝やお釈迦様、観音様はスーパーバイザー（指導者）の位置、あるいは社会規範としてよいと思うが、治療者は三蔵法師であり、猪八戒、沙悟浄それに竜馬は同胞あるいは悟空の別の内心を示す影の存在を示しているように見える。十数年にわたる旅は治療過程を物語るものだが成長の過程であると考えると、その間の妖怪らとの闘いと勝利は外界の現実性との接点であり、同時に内的及び外的葛藤（悩み）を表していると捉えることが出来る。

「第一期、生活史と診断根拠、三蔵法師との出会い前夜」

悟空の生活史は、花果山山頂の仙石から生まれた石卵から生まれるが、初めは眼から黄金の光が出ていたというので、本来は聖猿だったといえる。誰でも生まれは純粋な存在である。しかし世の中の汚れを食べ猿そのものとなるが、猿山では滝つぼに飛び込み裏の洞窟を発見するなど力を発揮した結果、猿族の中で君臨し、王（美猴王）となる。そのうちに生活に飽きてくることからか突如「死にたくない」との思いを生じ人間界へ登場、十数年放浪後、須菩提祖師に弟子入り、とにかく強くなりたいと願い様々な仙術（筋斗雲、身外身など）を学び「孫」の名をもらう。元の花果山にもどると仲間の猿らが打ちひしがれており、それが混世魔王なる妖怪のせいと判明、直ちに筋斗雲で飛んでいき素手で殺してしまう。武器が足りないと天界へ、竜宮で恐喝し如意棒を得て帰る。ここから悟空は調子に乗った行動となる。威張り散らし幽冥界では生死簿を書き換えることまでやる。天界は手なずけるため弼馬温（牧場管理）という役目を与えたが、低い位と判ったため更に大暴れする事態となった。西王母から大事な蟠桃を盗む、料理、酒を平らげる、更に老子宅から金丹を盗むなど数限りない狼藉となったのである。天界から討伐の軍隊まで出されるが悟空は奮戦、みずから斉天大聖と名乗っていたが、ついには釈迦如来の出番となり、有名な手のひらから一歩も出ることが出来ない敗北となり、五行山に封じ込められ五〇〇〇年の間、救いを待つことになったのである。

　悟空には両親がいない。精神分析では発達理論を含め全て幼児期に決定されるというが幼児には言葉がなく、しかも幼児期の研究もなく初期には臨床としては取り扱っていなかった。そのためここではM・クライン（精神分析家）の理論を使うが、対象は幻覚的願望充足[(1)]と同じで欲望から創り出され現実の人々はこの内的対象イメージの投影の受け皿になる。「対象は欲動

(1) 乳児にとって早期の現実は全く幻想的で妄想的である。

から生まれ乳児にとっての早期現実は全く幻想、妄想的」というべきものになると解釈される。そうなると対象のない状態であり、自己愛的（強烈な内的対象との関係と外界を内的には恐ろしいものと理解している）な性情とならざるを得ない。乳児は対象に向かってアンビバレント（両価性：相反する気持ちが同時にある）であり自我は良い乳房、悪い乳房のように二分された対象と関係を持ち、この愛と憎しみが分裂（スプリット）されているのを、妄想的分裂的ポジションというが、悟空はその状態をスタートとしている。しかし、重要なことは、次の成長過程である抑うつポジションへ向かうためには内省的罪悪感が必要なのだが、悟空の状態とはあまりにもかけ離れている。ところが、突然のように「死にたくない」と意識したことは不安の表現であり、本来根源的不安は、絶滅不安[2]、分離不安[3]、去勢不安という三者からなるが、その内の絶滅不安を感じている事であり、その場合の表現としての行動化（感情を行動でしか表現できないこと）であるととらえると、その理由も神経症的防衛機制[4]というより精神病的（原始的）防衛（分裂[5]、否認、投影性同一視）となるしかないことが判る。

(2) 自己が破滅してしまうという発達早期の根源的不安。
(3) 母親など愛着対象からはなれる不安。
(4) 正常に発達した人が自分（自我）を守る方法（抑圧・合理化など）
(5) 対象に向かって好意・愛情などの関係が分割されている。統合されるためには抑うつの段階になることが必要。

症状的な理解では、悟空は人格としてのまとまりの悪さが特徴である。乱暴でいながら仲間には妙にやさしく親切だったりするがまるで手のひら返しのように変化する、友人や尊敬する対象はなく、言葉でのコミュニケーションが下手で、衝動的に直ちに行動（行動化）するが相手の痛みなどの情緒を想像できない。愛に飢えていながら理想化と脱価値化の繰り返しとなるので人間関係は持続しえない。唯一須菩提祖師には師匠として仕えているが、強くなりたいという目的があり、それに対して強さを与え続けた祖師であり、その意味では、父親転移あるいは理想化転移としての存在といえそうである。悟空が三蔵法師と出会った時、既に須菩提は亡くなっていたと知らされ激しい喪失体験を語るが、いわゆる見捨てられ不安あるいは抑うつであり、その後の抑うつ感情への橋渡しの一歩となっている。ここまでは情緒不安定な人格の傾向を示すと言えそうだが、悟空には違う側面があり、それは負ける、傷つくことの恐れから生じている誇大的自己を守るための自惚れや万能感の存在であり、この点は自己愛的な人格の要素を示すものともいえる。

このように自他未分化であり原始防衛をとる人格未熟つまりプレ・エディプスコンプレックス[6]（エディプスコンプレックス：子どもが無意識のうちに異性親に愛着をもち、同性の親に敵意を持ちつつ罰せられる恐れがある—この時期を経て成長する必要不可欠なこと）の場合、精

(6) エディプス期になる以前のこと。母子関係中心で父という存在はまだ認識されていない。

神療法として何を計画準備すべきであろうか。そもそも精神療法が治療となるためには、いわゆるカタルシス（心に溜まった感情を解放し浄化する）、新しい体験（経験にないこと）、転移[7]による治療者との同一化、それによる支持や助言を受け止められること、教育や訓練を受けることの承諾などによって最終的に洞察が可能となることである。そのために治療関係が形成されることが条件（治療契約）となるが悟空の場合はかなり困難であることが判る。ここまでは治療環境は設定されてはいないが、その前段として天界の天帝はじめ釈迦、観音などによる、三蔵法師を助けるならば道が開けるという暗示により治療導入への導きがある。思春期の受診者の場合はこのような周囲からのサポートでの受診は多いので、その後の治療者の役割が大きくなるものである。

「第二期　三蔵法師との出会いと関係性構築」

三蔵法師は皇帝の命を受け天竺へ行き本物の経典を得て帰国するという役目を負っての旅である（現実の玄奘三蔵は国禁を犯しての命がけの旅であった）。学問に優れ品行方正、仏教の厚い信仰者であり戒を守り差別はせず、常に他人を尊重し怒ることがない存在である。疑いを持つことがなく他人を信じ、温かい性格で偏ることがないという、理想的人間といえる。悟空

(7)　患者が治療者に向ける感情反応。抑圧されていた親子関係の感情が再現される。

との出会いは、観音様に導かれ悟空が三蔵法師によって救われるのは一緒に天竺への旅を承諾することであり、三蔵法師は旅立ってから妖怪、山賊などのため従者や馬を失い一人旅となっていた時に知らされたということになる。つまり、二人の出会いはお膳立てされたともいえる。既に述べたが、治療関係の始まりは当人の自発的登場とはいえないことが多く、上位の意思であり親や親戚、教師、先輩、時には警察などの勧めや指示ではじまることがあるのと同じである。悟空は「お釈迦様に押し込められた。取経のため天竺に行く坊さんを守って仏様を拝めと言われた」と伝え、三蔵法師の人格や信仰心、その深い意味を理解してはいないのだが、三蔵法師が承知するということから始まる。当然、悟空の態度は不作法で礼儀を知らず乱暴、身勝手なままであり、旅で初めに出会った山賊らを一瞬にして殺害してしまうのである。三蔵法師にしては最大の怒りで「殺すべからず、役人に渡せば死刑とは限らなかった。僧侶たるものは歩いては蟻ですら踏まない。到底僧侶になれない」「たとえ殺されても殺してはならない」と叱責するのである。悟空の理屈は「相手は坊さんを殺そうとしたのだ」と正当性を主張、三蔵は相手にも家族がいるし少々懲らしめるだけでよい」という考えである。悟空は「須菩提祖師はそんなことを言わなかった」と主張するが、三蔵は「とにかく天竺へ行くためには私の言う事を聞きなさい」と言う。悟空はついに怒り「勝手に一人で行け」とばかり花果山に帰ってしまい、三蔵は一人となり途方に暮れることとなった。治療的視点では、治療関係の中断であり、悟空の行動化はほとんどが自分の怒りの感情処理を相手のものとするという投影性同一視であること、また当然ありうる治療上の抵抗を理解できなかった三蔵の思考の頑なさが問題となる。西遊記ではそこに観音様が登場し三蔵に「師となるものは弟子と共に学び、精進し、成長するものである」と、治療契約は同じ方向を向くことであると説くのである。現実の治療場面ではスーパーバイザーの必要性やカンファランスの重要性を示すように、治療者のネガティブ感情という逆転移を検討する場面である。

悟空は次第に冷静になり、途中で昔の仲間と会い、三蔵法師のこれからの旅の危険を知らされ、一緒の旅が名誉なことも知ることになる。つまり自分に重大な役目があると知ることであり、治療者である三蔵法師は全くの善意であることを知ることでもある。ついに三蔵法師の元に戻り、三蔵法師が怒ることも全くなくひたすら心配していたことを知るのであるが、観音様の配慮で頭に金環（きんこじ）を嵌められることになる。これは強い制限装置（三蔵が呪文を唱えると頭を締め付け身動きできなくなる装置）として働くのだが三蔵法師は使いたがらないことが悟空にもわかる。情緒発達の未熟な場合、ある程度の制限措置が必要となるが、言葉の制限が無理な場合は物理的制限も考慮する場合がある。このお互いのやり取りの時期に重要な展開が起こっている。それは悟空が生まれて初めて自分の苦しみを打ち明けるのである。つまり「俺の気持ちが判るはずがない。何故なら生まれついての親無しっ子で皆が母親に抱っこされ乳を飲むのを指をくわえて眺めていたんだぞ！」と最も根源的な悩みや苦しみを涙ながらに訴えるのである。三蔵法師は悟空の苦しみに共感し、自分も初めて身の上を語ることになるが、それは悟空以上の辛い体験だった。母親は妊娠中だったが、皇帝の命で両親はある州の総督として赴任の途中、船頭に父が殺され母はその男に奪われ、生まれたばかりの三蔵は殺害される所であった。母は何とか小舟に生まれた三蔵を乗せ逃がすのだが将来出会った時に判るためにと考え左足の小指をかみ切って印としたのであった。幸い三蔵は金山寺に流れ着き僧侶となれたのだった。その後、十八年過ぎに母とめぐり会う機会があり祖父によって父の仇を討ってもらったが、母は自分を恥じて自死したのだった。この話を聞いてから悟空は自然に三蔵法師を「お師匠様」と呼ぶようになったのである。悟空にとって須菩提祖師しか居なかった師匠としての外的対象が三蔵法師との出会いによって違った存在として認識されたのがわかる。須菩提祖師は父親的存在であり、強さを修行させて会得することを教えたがそれのみであり、三蔵法師はいわば母親的な悟空を抱くようなやさしさと悲しみを共有できる存在と見えている。三蔵法師と悟空の関係が深まって行く過程であり治療目的（ここでは一緒に天竺へという目的）の方向性が定まったことであり、これは抵抗を乗り越え純粋に陽性転移[8]が生じた関係性といえるが、それでもまだ十分とはいえないことを理解しておく必要がある。一緒にいられること

(8) 肯定的・ポジティブな感情（依存、信頼、愛情、あこがれなど）。

が自分の何を変え進化させていくかという自覚の問題は次の過程である。

「第三期　共に困難な旅へ」

三蔵法師、孫悟空、猪八戒、沙悟浄と竜馬の一行は何と八十一回もの困難な冒険を強いられるという旅となった。これらの荒唐無稽な出来事を面白い物語として読むことは簡単なことではあるが、精神療法的には、それぞれの冒険、妖怪や魔物との闘いで悟空が何を学ぶことになったか、そしてその時の三蔵の役割は何だったのかを見る読み方があると考える。大事な前提として登場してくる妖怪達は実はほとんどが元は天界の住人でそれぞれ役目を持っていたのだが失敗や失態のために罰として地上界に落とされたものであることである。悟空同様に弟子となった猪八戒は天の川を守る軍人、天蓬元帥（てんぽうげんすい）だったが性欲と食欲の権化のため失敗したものであり旅でもこの悪癖のため危機を招くことが多い存在である。沙悟浄は天帝の神将、捲簾大将（けんれんたいしょう）だったが、瑠璃杯を割った罪で落とされたものであり、どちらかというと理論的あるいは哲学的な思考から現実を冷静に見ている存在として描かれている。既に述べたがこの二人は悟空の別の人格を示しているのかもしれない。その他の妖怪たちも天界から落ちたという同じ運命なのだが怒り、恨みのため人に害をなす存在となっていると考えると、実は悟空の内部で生じている葛藤ともいえる問題と考えることもでき、また社会という現実性を具現化している、あるいは学んでいる過程なのかと見ていくことができる。

悟空の最初の試練は三蔵の当初の白馬が竜に食われ観音様の意向で竜は白馬と転じ三蔵法師の弟子となる所から始まる。悟空はここでは竜退治でなく観音様から三蔵に仕える方法、即ち従うことを知らされ、自分が弱くなったかと不安となるが、それが「おそれ」を知ったことと説かれるのである。昔の大暴れが井の中の蛙であり、今は天竺に向かうという大義を持ったこと、その悲願達成に進むためには師を守ることが第一であり未来もなく暴れても何の夢もないと知ることになったのである。その後の旅で悟空は食事を恵んでもらう際に三蔵法師を守るため毒見まで申し出るのであるが、三蔵法師はそれに大きな感謝を伝えている。「おそれ」の発見と師匠を守るという役割の自覚は自己愛の否定であり、治療者が理想化（理想化転移）されていることを示しているといえる。

次は観音禅院での出来事である。寺の住職は三蔵の持つ袈裟（大宗皇帝から下賜された）に執心し騙して盗むことを策略したが、逆に寺が炎上し、黒大王に奪われてしまうのである。黒大王は熊の妖怪であり、元は天界にいた母親からの受け売りで誇大妄想の持ち主、悟空の敵ではなかったが、殺すことを止められ「許したら何をするか分からない」と抵抗するも天界に返すことで納得するのである。この事件の教訓は妖怪よりも地位もある僧侶でありながらずるい住職という人間の愚かしさが強調されていることであり、悟空は人間には三蔵法師のような純粋だけでない人もいることを学ぶことになった。黒大王は天界では何の力もなかったが母親の受け売りをそのまま自分の力と称したという意味で母子関係が示されているとも解釈できそうである。ここでは人間も一様ではないことへの気づきとそれ以上に母子関係の強固さを見ることになっている。その両方とも三蔵法師によって許される経験を悟空は戸惑いながら承知している。

次は白骨夫人の出来事である。この妖怪は非業に死んだ女の怨霊であり悪行を重ねていたのだが、三蔵法師の前には美女やついには哀れな老女として現れた。悟空には妖怪が見えているのに三蔵は気が付かず同情し危ういハメに陥るのを悟空が気付いて退治するが、死体にみせかけ逃げてしまう。そこでの会話が「お前は何という事をしたのか。けがらわしい、血に汚れた手で私にふれるな、破門します」というもの、必死に頼む悟空に背を向ける三蔵法師、ついに悟空は花果山に帰ることになるのである。ここでは二回目の治療関係中断となるが、一回目の中断と意味の違いは明らかである。悟空には妖怪の姿が見えているし、それを説明しようと試みているが、三蔵は目の前で見た悟空の行動がどんな理由があろうとも許せないという陰性の感情に囚われてしまっている。いわゆる逆転移[9]の典型であるが、妖怪の正体をみて初めて悟空が正しいと判るのである。悟空は花果山で天女に会い知り合いだった山神が寿命尽きて死ん

(9) 治療者の患者に対する感情反応。

だことを聞かされ号泣するのである。悟空の中に思いやりの情緒が芽生えていて、その中で三蔵法師を好きだと発見し戻ることになるのだが、悟空の居ない間に三蔵は魔王の虜となり猪八戒らの力ではどうにもならず悟空を迎えに行くのである。猪八戒は自分が悟空の悪口を三蔵に話したことを泣きながら謝るという仲間のつながりも見られる。悟空によって救われたのは言うまでもないが、三蔵法師と悟空の関係では、悟空は決して怒り心頭とはなっておらず、むしろ三蔵法師が落ち着くのを待っているように見えるので関係は保たれており、三蔵法師の純粋さに気が付いているとも解釈できる。

次は金角、銀角の兄弟との闘いである。二人とも三蔵法師を一口食えば不老不死と信じて襲い掛かるのであるが、その前に悟空を倒すという計算をする。しかし、ここでは相手を殺すなどの手段は到底とれないと悟った悟空は知恵の限りをつくして成功するということになる。名前を呼び返事するとひょうたんに吸い込まれるというひょうたんを使うのだが、知恵が発揮されるのである。更にある国の王を救うなど権力の話もある。一貫した態度の三蔵法師を守ることから悟空が冷静さを見につけていく過程である。

次は最大の課題が降りかかってくるのだが、それは父親である牛魔王、母親である羅刹女、その子どもという家族との闘いである。はじめは子どもであるが、紅孩児と称する元神童である。彼は「この世に信ずるものは何もない。生き残るには強大な力を持つこと、負け犬は死ね」

という口癖だった。三蔵法師が通ると知らされ「食ってやる」と宣言。あまりの強さに猪八戒、沙悟浄は手に負えず三蔵法師はさらわれてしまうのである。悟空の説得にも耳をかさず、闘いでも悟空が完敗し大火傷するという事態ともなった危機状況であった。悟空はその身体のまま紅孩児の父親である牛魔王に化けて接近するも失敗、その健気さを認めた観音様の助力で紅孩児は反省、以後善財童子として天界へ戻ることになるのである。三蔵法師は悟空が死にかけたことを知っており、自分の命に代えてと祈っていたのだった。

しばらく後のことになるが、有名な火炎山のために行く手を阻まれることになり、その火を消すには羅刹女の持つ芭蕉扇で仰ぐしか方法がないことを知る。その夫が牛魔王であり実は悟空の古い知り合い、必死に頼むのだが息子が悟空によって酷い目にあったと信じきっているので二人とも怒り心頭であり最大の敵となったのである。牛魔王が妻と別居中で別の女と同棲中だったことを利用、この同居女が悪い妖怪と知って夫婦を騙して合わせるという役目を悟空はする。結局は酷い闘いをせずに芭蕉扇を手に入れることが出来ている。

ここでは、家族のきずなやトラブルを目の当たりにすることになっている。牛魔王に対しては「兄さん」と呼び、羅刹女には「姉さん」と尊敬した物言いをしており下手に立つ行為が出来ている。悟空はいつの間にか礼儀を身につけているといってよく、「出家たるもの殺生はつつしまなければならない」と自ら言うのである。三蔵法師は「ありがたいこと」と感想を述べている。ここでも三蔵法師の姿勢は一定、恒常的であり、悟空はそれを標準として認識していることになる。

次のテーマは女しか居ないという女人国での災難である。のどが渇いた猪八戒が川の水を飲み、三蔵法師にも勧める。三蔵法師も飲むのだが二人とも腹部の激痛となる。実は川は子母川と言い、子を授かる川つまり妊娠してしまうというのである。さすがの三蔵法師も悟空も狼狽えてしまうのだが、解陽山にある落胎泉の水で解決すると知った。しかし、そこを守る如意真仙は牛摩王の弟で悟空を恨んでいるため苦労するのであるが、沙悟浄の助けで何とか成功し事なきを得たのである。ここでも仲間が助けてくれている。しかし女人国の女王から三蔵法師が求婚されるという事態となり窮地を避けるため悟空が「知恵で」と提案する。この女王はサソリの妖怪であり苦労はするものの退治することができた。この事件では女性、妊娠、結婚のテーマがでてくる。これらとは最も遠い存在であるはずの三蔵法師に降りかかっているのが重要で、悟空は自らの知恵で乗り越えようとするし三蔵の方が無力である。悟空が自覚的に判断し工夫を重ねるというレベルに達したと言えそうである。

もう一つ大きな事件に触れないわけにはいかない。それは第三の別れ、治療としては中断ともいうべき事件である。一行はある村の庄屋の世話になるが、盗賊団に襲われその一人が三蔵法師を傷つけたことに怒った悟空が攻撃し相手を殺してしまう。盗賊団を退治したことに感謝していた庄屋や村人たちであったが、盗賊の首領が庄屋の一人息子だったことから手のひらを返して三蔵法師を責めるのである。三蔵法師は村人の激しい要求で悟空を破門するしかなくなるのである。三蔵法師は内心では方便と思っているのだが悟空は気づかない。しかも庄屋はお釈迦様の名による破門状を要求し、三蔵法師も承知するしかなかった。悟空の心は悲しみで凍り付き三蔵法師の気持ちが通じなくなっていた。しばらくは三蔵法師も暗たんとした心境でぼんやりしたまま、一行も葬式のような旅となっていた。悟空は破門された後、絶望のあまり心が死んだようになり息も絶え絶えで観音様の元にたどり着いたのであり、沙悟浄がやっと発見することになった。観音様は三蔵法師の書いた破門状を悟空に見せるとそれは真っ白のままであり、三蔵法師の本心を表していると知るのである。三蔵法師は「愚かにもその場しのぎのため破門状など書いてしまった。罪は自分にある」と悟空に許しを請うのである。悟空の絶望、抑うつは見捨てられ不安から生じた心底深い意味でのうつ状態である。三蔵法師も同様のうつ状態となっており、治療的関係からは強い結びつきの結果といえる。明らかに外的対象に対して共同し対処していこうとする方向の確立である。面前の出来事だけでなく「一緒に天竺へ」という人生の目的のもとに行動しようとすることへの気づきである。

「第四期　内省、悟り」

物語の後半にも妖怪、魔物との攻防は続くのだが、前半との最大の違いは、一行全員、三蔵法師、孫悟空、猪八戒、沙悟浄、竜馬が協力体制となっており、外敵に対しては全員が力を合わせるし、闘いに余裕を持ちユーモア的解決もあり安心できる内容となっているのである。夫々が信頼関係にあり三蔵法師の揺るぎない信念を信じさえすれば恐れるものはないと認め、お互いの関係に疑念をもつことがなくなっているのである。

盤糸洞の七妖女の戦いがある、この妖怪は蜘蛛の化身であり三蔵法師の前には愛くるしい娘たちとして登場する。三蔵法師に白い紐を巻き付け餌にしようとするのである。この妖怪との闘いは悟空らではなく天界からの毘藍婆（びらんば）（雌鳥の神様）の助けで一瞬にして解決してしまうというユーモラスな物語となる。

次は比丘国での出来事である。その国に入ると各家々には男の子を籠に入れ軒下にぶら下げているという異様な風景に会う。国王の病気を治すため子どもの生き胆が必要と国王の侍医の命令とのことを知る。この侍医の娘が絶世の美女であり国王はその美女の虜になっているという事情も知ることになる。悟空は一晩で男の子達を見えなくしてしまった。代わりに三蔵法師の肝ならそれ以上と宣伝し悟空が三蔵法師に化けると言うアイデアを実行するのである。実は美女は狐の妖怪であり侍医は天界での白鹿の妖怪だった。悟空だけでなく猪八戒も活躍するも闘いを楽しんだ様子を物語るようになっている。

十四年目にして一行は天竺に着くのであるが、王宮に至るまで更に困難があるという設定となっている。豹頭山には獅子の妖怪がいて獅子軍との戦いがあるのだが、この戦いには悟空だけでなく猪八戒、沙悟浄が力を合わせて挑んでいる。九つの頭を持つ獅子、これは天尊のいわば番犬役と知り、天尊に直談判し事なきを得ている。ここでも殺伐した解決はしていない。さらに天竺国王から三蔵法師に公主の婿になれと言われる難題がもたらされる。しかし、弟子三人で公主が天界の嫦娥につかえる兎が成りすましていることを見抜き解決するのである。ここでも自分達で攻撃というより嫦娥様にお願いし兎が反省という解決となっている。

このように後半の冒険には弟子らの力を合わせる舞台が示されているのだが、お互いの信頼関係が強固なものとして描かれている。三蔵法師はあまり大げさな登場とはなっていないのだが、弟子たちは三蔵法師を守ることが当然であり、同時に自分達も三蔵と同じ目的をもって行動していることを全く疑ってはいない。治療的にはお互いにかけがえのない存在となったことと三蔵法師に対する尊敬の念が見て取れるのである。

最後に三蔵法師は川に自分の肉体が流れるのを見ることとなり、「凡胎を脱却」というさとりの境地となるとか、釈迦如来からいただいた有難い経典が一瞬にして白紙になったとか、帰りの川渡で船代わりの亀に川へ落とされ経典を少し失うなどの試練を与えられた。しかし、これらは一行全員で合力することへの褒美のようなものであり、治療過程としては特に言及する必要はない。

最終的には三蔵法師は栴檀功徳仏（せんだんくとくぶつ）、孫悟空は闘戦勝仏（しょうせんしょうぶつ）、猪八戒は浄檀使者（じょうだんししゃ）、沙悟浄は金身羅漢（こんしんらかん）、そして白馬は八部天龍馬という位を与えられるが、全員が今後も一緒に旅をしたいと願う所で物語は終わるのである。

三蔵法師は師匠であり先生であり先輩でもあり、いわば治療者的意味を持つ人格者であるが、孫悟空に助けられる場面も多い弱い存在でもある。その上位に天の神々（天帝あるいは玉帝）や仏教の釈迦如来や観音菩薩がいてサポートしているし、何よりも猪八戒や沙悟浄といった仲間がいるので、十分な体制で多くの冒険が可能になったのである。制御不能な悟空を五行山から開放するときに金の輪を頭に嵌め、三蔵法師の呪文によって制限を受けるという方法がとられている。既に述べているが、思春期の子どもには何らかの制限が示される必要があるのは現実問題なのだが、それが言葉によって可能なのか、実際に入院などの拘束行為が必要なのかは、成長の度合いによるものである。孫悟空は疾風怒濤の思春期の代表的存在であり、考え方の浅はかさからすぐに行動してしまう衝動性が問題であり、行動に歯止めがかからないという意味で人格未熟の代表ともいえそうである。旅の途上、多くの妖怪達との闘いが八十一回もあり、困難もあるものの自分の能力、天界、観音様らの助け、仲間との協力、そして三蔵法師の信頼などが繰り返され、無事天竺に到達する時には仲間との一体感で行動しているのである。最後に人間として成長できたのは、一人でなかったという証なので、それを安心な関係性として考えていくのが未熟さからの脱出のカギになると考え、そして三蔵法師は決して見捨てない象徴として登場しているように見えるのである。この物語から、見捨てない、見守る、耐える、その上で同じ方向（天竺）を向いて進むという指針を想像するのは、治療者の助けになると思っている。精神療法の立場からは、治療者である三蔵法師が結果として侵襲的あるいは妨害的な介入を行っていないことが重要なのだと言える。思春期は疾風怒濤の時代であるが、その状態のまま留まるのであれば障害として苦しむことになる。成長の過程であるととらえるには精神療法的関係は意味があるといえるが、周囲の理解と見守りが必要になる。西遊記はその考えを学ぶ参考書となりえると思っている。

この人とは生まれてから会話したことがありません

これは高校三年生の話であり、三月の卒業式を前に父親と受診した。彼が強引に父親を誘っての外来受診であり、父親は何のことかと怪訝な顔をしたままの来院のようであった。彼の受診の理由、いわゆる主訴は「僕はこの人と生まれてから会話したことがありません」というものであった。全く表情を変えず単調な物言いであったが、横にいた父親は一瞬何が起こったのかわからないような顔をし、次には顔が歪み、真っ赤になり「何をいってるんだ！昨日だって将来のことを話し合ったじゃないか」と言い、立ち上がって帰ろうとしたのである。

彼は受験が終わり、東京の大学に合格しもうすぐ上京予定であることを語った後で「このままでは夏休みあたりに帰宅するとき《僕はあなたの息子です》という名刺が必要になるものですから、そうならないように」と考えた結果、外来に来たと説明したのである。父親は呆然としているのか激怒しているのか無言となって、崩れるように椅子に腰を沈め、ため息をつくばかりであった。

彼の説明によると、父親は彼が意識してこのかた、常に多くのことを彼に対して言ってきているのは間違いがないことだという。しかし、その内容は常にと言ってよい位、「世間というものは」「昔から」「我が家では」「学校の決まりでは」「学校の先生の言うことには」あるいは「そういう決まり」や、ついには「法的には」などの枕言葉から話が始まるので、今まで「父親の考えや思想」を知る機会がなかったというのである。そのことを何回か伝えようとしたが通じないので、他人の力を借りようと考え、担任に相談し紹介されたというのである。

実は、ここまで極端ではないが、このような親あるいは大人は案外多いものである。時には学校の教師にもないわけではないので、世間的な傾向であるのかもしれない。彼は大へ進学し一人暮らしとなることが決まってから急に不安になっている。考えても自分の父親像が見えないし判らないと思い、母親にも相談している。母親の返事がまた大変であり、「そういえばお父さんってどういう人だったかしら？」と言うのである。彼はその確認のため母親を詰問、母と父は知人に紹介され、何となく結婚したとのことだった。彼の両親は、今まで、全くぶつかり合うことも見たことがないが、共感していることもないのではないかと考えて不安になったというのである。このまま家を出てしまうと、父親は自分を忘れるかもしれないが、それ以上に自分の頭から父親のイメージが消失するのでは、という不安の方が大きかったというのである。彼の場合は、あるエピソードが問題となっているのではなく、生活全体の持つ雰囲気というか、ある意味家の風土的なことかもしれないと思われた。驚くことに父親が言うには、父親の両親も全く同じような生活だったと言うのである。家庭は平和で波風が立つようなことは経験がないのだが、今考えてみると父親自身が自分の両親のイメージがよく判らないと話したのである。彼は、この二代あるいは三代かもしれない伝統にどこかで疑問を感じたことになり、自分という主語を発見しようとした結果、父親にもそれを要求するということになってしまったのである。彼のおかげでこの一家はそれぞれ個人を見いだし、完全ではないにしてもぶつかる兆しができたのである。基本的には仲良し一家ではあった。

既に述べたが昨今は治療関係、講演、会議などでの臨場感と共同作業という視点が欠けている風土があると思っているが、それほど病的というのではなく、実は普通の生活にも同じ傾向があるのではないかとも思う。学校でも人生を本気で一緒に考える教育がなされているのかなどと考えてしまう。若い頃にある高校から生徒への講演を頼まれたことがある。全校生徒が集められていたが誰も講壇の方を向いておらずしばらく待っても講演を聞く様子は全く無い状態であった。学校の教師らが生徒の中に入ってどうやらかなり怒っていたようだがそれでも騒々しいまま、隣同士での会話の真っ最中という感じではあった。「聞く気がないなら帰る」と宣言してみようかとも考えたが、それも虚しいと思えたので、「せっかく来たので一分でいいのでこっちを向いてほしい」と提案、半分くらいが注意を向けたと感じた時に「今日は、諸君がどうあがいても自分の両親以下の存在にしかなれないという話しをしに来たのだが、聞く気はあるかい」と言ってみた。この「自分の親以下にしかなれない」にはかなりインパクトがあったらしく、その後は会場が静かになって何とか講演ができたのであった。実際に用意した内容を諦め、親以下にしかなれない話をすることになった。主旨は今日のようにせっかくの時間も無駄に過ごすことや、授業でも聞いていないなどの行為は、親が出している学費つまりお金を目の前でどぶに捨てていることになる、というような話をしたのである。親は知ってか知らないかは判らないが、それでも自分の子どもが真面目に勉強したり友人関係を大事にしたり社会勉強にもなると信じて送り出しているのだろうが、それを本気でやれていないのなら裏切り行為であり、将来親以上になることは不可能であるのは間違いないのである。自分のことに関連して感じると少しは実感が生じ不安になるということが判る瞬間でもあった。彼ら高校生諸君も「この人と話したことがない」種族なのかもしれないと感じた瞬間ではあった。

同じような話を介護専門学校でしたことがあった。高校を卒業したら都会へ出たいと思っていたが、何とか地元に留めておきたいと考えた親に「地元の学校に入るならバイクを買ってやる」という条件を出されて入学してきた学生がいると聞いたこととも関係があるが、実に生徒らは授業中騒々しく話を聞いていないクラスが多かった。その時考えたセリフが親以下の存在だったのである。言い方は「金をどぶに捨てている」だが、それだけでなく一番インパクトがあったのは「諸君が今学んでいることによって、親たちを介護することになる。親だけでなく我々教師も皆が一人前になった頃、認知症になって介護されることになる。しかし、いいかげんな知識や技術で介護されるのはかんべんしてほしいから、きちんと学んでほしいのだ」と言ったことである。これは少し好意的に受け止めてもらった気がしている。

翻って考えてみても自分は中学、高校当時、将来を教師などに相談したことはなかった気がするというか、何も考えていなかったのだろうと思う。多くの少年たちは自分が何者かに悩み、孤独に感じそれを追求する時期があるものである。激しい孤独の悩みはその後の他者との出会いに必要なものである。多くの芸術家や詩人など天才の作品はその経験を突き抜けた人たちの結果に見える。あまり理解しているわけではないが、種田山頭火の代表作「分け入っても　分け入っても　青い山」という句がある。放浪の中では全くの一人だという世界を表しているようで、孤独の果てにそれを超えて芸術的あるいは人間の真実を見い出した心境に至ったかと思うが、正しい解釈かは自信がない。

既に述べたように、自分は父親と深い会話をしたことがないと思っている。しかし、父親のイメージは強烈に残っていて、しかも、それはまるで正義を行っている人のようにとても敵わない相手として存在していたのである。父親だけでなく、いつの間にか人生を定めるようになったのは多くの他人との出会いでの影響によるものと思う。出会いは安全なぶつかり合いともいうべき闘いであるのだが、その前提として自分という孤独を意識する時期がある。その上で出会いは、先生、先輩、友人、仲間という枠組みの保証のおかげで可能となったものと判るので、家庭こそは壊れない枠組みを提供できることが求められる場所なのだと考えておくのがいい。そういう家庭を前提に治療者は出会いの一場面を提供できればと思う。親、友人、先生や師匠など信じるに足る出会いがあると、表面的な言葉のやり取りだけではなく、お互いに通じあっている感覚、あるいは相手から感動を得られる体験が相手の大きなイメージを心に残し、生涯消えることがないものである。

お母さんがお父さんを叱るんですもの

この表題は小学六年生の不登校の女の子が話した言葉である。小学五年の後半から不登校となった一人娘であるが、心配した母親と来院し、かなりの期間通院していた。通院は一人で真面目に約束を守り、何と学校を横目で見ながら学校の前を通り過ぎて歩いてくる受診であった。外来では会話も進むのだが、不登校に結びつくような問題が見出せないまま時間が過ぎていった。学校も勉強も楽しいし友達も多い、担任は良い先生で塾も楽しいと言うのである。こんな時精神科医は、いわゆるいい子の息切れかと考えてしまう。ウィニコットという英国の医師は「偽りの自己」[10]という考えを提唱している。つまり、自己主張するより親や相手に合わせる形をとることで安全を担保しているが、成長の過程では疲労することになるのである。この子にはその傾向はあるが確信は持てないままであった。

ふとしたことで、家での料理の話になった。登校していないため暇で、次第に退屈してきたので料理でもしてみようかと思ったらしいが、何をどうしたら料理になるのかわからないので聞いてみたと言うのである。簡単な料理の経験もないらしく包丁を持つこともないし、卵を割ることもやったことがないと言う。母親は仕事一途の人であまり料理らしいことはやったこと

(10)　環境の失敗に適応するために子どもが本来の自発性・創造性を犠牲に妥協する。

がないという。「それでは家では食事はどうしているの？」に「お父さんが作る」との答えであった。別にそれも不思議なことではなく得意な方がやればいいことだと考えたのだが、続けて「だってお母さんがお父さんを叱るんですもの」という説明であった。これが彼女にとって最も不思議で言いたいことだったと分かるのはもう少し後であるが、料理の腕を上げていく彼女が、両親が帰宅する前に夕食を作り歓待するようになるのはあっという間であった。この「お母さんがお父さんを叱る」というテーマは、社会的な地位や給与の面で母親の方が上らしいと彼女が思っているという両親の関係性を示しているのだが、彼女にとってはその両親の間に入って仲を取り持つ意味があったと考えられる。極端な言い方をすると彼女が学校へ行って帰宅した時、家には両親がちゃんと二人とも帰宅するのかという不安になっているということである。このことに対しての思い込みとこだわりは大きく、それほど彼女から見ていて両親の関係の不安定さがあるということらしく学校などに行っている暇はないのである。

外来では料理の話で盛り上がった。私自身全く料理はできないが食べるのは得意なので二人で考えることになったが、料理は何を作るかのアイデアからはじまりその材料を手に入れること、実際に作業する場合には手作業だけでなく段取りが必要であり、味付けはさらに難しいし、盛り付けの場合はお皿選びから美的センスまで考える必要があり、更に食卓を飾ることや雰囲気まで計画するとなると総合芸術と言えるくらいである。彼女は家にあった料理本を参考に料理をはじめ、その材料や調味料が足りないと学校を横目で見ながらスーパーマーケットに出かけることまで出来るようになり、ついには両親のための夕食作りにまで至ったのである。両親もその出来栄えに感心して褒めてくれたと報告があったころから自分で登校するようになり無事卒業、中学では全く何の問題もなく過ごしていると母親から聞いている。余談だがその母親が訪ねてきて「通院中に料理の話しかしていない言っていましたが本当ですか？」と言うので「本当です」と返事をした。怪訝そうな顔で帰ったので多分当方の医者としての評判は落ちただろうとは思う。

両親は自分たちの関係は特に問題があるとは思っていないし、そういう夫婦関係なのだといえる。しかし、子どもはその思春期という成長過程で芽生えた自我と、男女の関係や結びつきを理解しようとしている。両親と自分という三角関係をどう処理するか真剣に悩んだのだろうと思う。両親のどちらにも味方として付くことができないのは葛藤だとわかるのである。しかし、自分の興味を中心とした料理、これは誰はばかることのない自分の意思、世界であるが、それを仲立ちに三人の関係が成立したことで無事先へ進むことができたのだと思う。彼女が主人公となった瞬間であった。子どもが自覚的に主人公になれるということは、親子三人が対等になった証であり、お互いに考えを主張できる関係になったことである。それは全員が同じになることではなく、それぞれが違っていることを認めることでもあるので、「常に誰かが悩んでいられる」関係ができたということでもある。この一家は、娘の料理を通して同じ舞台にいられるようになった、つまり悩みや問題を無かったことにはしないまま一緒にいられる家庭となったのである。彼女が恐れていた誰かが居なくなることはないとの核心に至ったのである。少なくとも治療者は特別な指示をするのでなく、いつでもそこに存在していて同じ雰囲気や興味を持っていることが、彼女が自分を見つめることを支援したことになる。

全部を選択する親

いわゆる強迫神経症の中学生の話である。確認癖が強く、登校途中で「何か落としたのでは」と不安になると家までの道路を確認しながら戻る、大丈夫と思って登校するがまた同じ不安になるので戻るという繰り返しのため、終日学校と自宅の間を行ったり来たりすることになり、疲労困憊となるという生活だった。不潔恐怖もあるのだが、いつもきちんとした生活をしており学校や親戚からも評判のいい子だった。

その子が通院し仲良くなってから話してくれたことであるが、母親も強迫的な人で「全てを選択する人だ」と言うのである。その内容は、家での生活のほとんど、例えば食事の時間や食べ方も決められた方法がある。風呂に入る時間や寝る時間、当然勉強時間も母親が選択するのだという。彼が、我慢できないけれども抵抗できなかったことに、友人を一人ひとり選択し「あの子とはつきあっていいが、この子は駄目だ」というような選択をすることだったと言う。ついには学校の担任も母親が選びたい旨、校長と交渉したということまであった。父親は長期の単身赴任中であり、子育てに関心も少なかったようである。

このような話をよくするようになったある日の夜、母親から電話があった。彼が突然興奮し母親が大事にしていた嫁入り道具の三面鏡を素手で割ってしまったというのである。電話に出た彼は意外にも冷静であり、「やってしまった」「これしか分かってもらえないと思ったが、まだ駄目でしょうか」と言うのである。多分理解したと思うと返事をしたが、母親には本人が怪我していないか確かめるようにお願いをした。母親ははじめて気づいたように「そうでしたね」と答えてくれたのである。

大事な一人息子の養育について、父親の役目も一緒にやらないと責任が果たせないと考えた真面目な母親であるが、いつのまにか本人を支配し自分の範疇でコントロールできる選択をしていたのだと考えられる。いい子である彼は父のいない生活の中で頑張っている母親の苦労を知った上で、「いい子」となっていくが、自分に目覚める時期に何故なのか、ちゃんとした自分であること、正しい自分でなければならないという、強迫という症状に悩むことになったのである。破壊した三面鏡は母親の権威の象徴だろうと思う。その結果やっと自分の発見と同時に、そのような主張をしても母親が壊れることがないという母親の存在が見えて安心した行為だったと考えられる。母親に本人の怪我を心配するよう指示（鏡を心配するのでなく）したのは正解だったと思う。翌日、母親は何事もなかったように朝食を作り彼を送りだしてくれた。母親はいつもの通り母親として存在しているのである。それまでの母親は何かにつけて相手との対峙が必要な生き方をしており、それが息子にまで及んでいる。この鏡割り事件で、対峙するのではなく同じ方向を向くこと、つまり息子の心情を理解しようと思ったのである。彼にとっては、この行為がこだわりから自分を脱出させることになったと考えられる。

子どもの強迫観念や強迫行為は、幼少期から始まることと、家族に強迫的な人がいるという特徴を持っている。特に、トイレのしつけをする時期にかなり強烈な制限を行うのが関係するという説もあるぐらいである。考えてみると、排せつするためにはその前に我慢して溜めることが必要になる。それが出来た後で出すのだから快感でもあり、子どもにとっては誇りでもある。子どもはその完成品として出した排泄物すら誇りなのだが、親にとっては、出したものは汚い否定的な物であり、嫌なものとして扱われる。どうも子どもからは親のしつけは矛盾して理解できないというか、お互いのズレが生じることになる。ちゃんとしなさい！が親の意向であり、ちゃんとすればするほど強迫的になるということになる。笑い話であるが、出さない我慢が高じたしつけで吝嗇になるとかいう話しもある。因みに、彼は強迫を克服してからは見事に成長し、学校では成績優秀であり、今は社会人として元気に活躍しているそうである。

全てを決められている生活を想像してみると、安定していられるには決められた事柄を守る必要があり、それは自分の考えと違っていれば我慢するか、あるいは自分も同じ考えであると思い込むか、何も考えないかなどを選択するしかない。家庭だけでなく、会社や学校などでも同じ状況になっていることがありそうである。彼のように、決められた世界から一旦脱出した後には広い視野が出現したに違いないし、その時には自分で判断して行動する必要が出てくることになる。しかも自分の決定には自分に責任が生じるのだから結構辛い体験となるかもしれないのである。この辛さが成長の糧となることを知っているのが大人ということなのだが、親は判っていながら子どもに苦労をさせたくない思いで、親心として先回りしてしまうことがある。親も子も相手を心配しての善意からの行動であり責めることは出来ないが、何処かでぶつかることは避けられないと思うのが普通かと思う。

治療の場では、彼のような内心にある激しい感情を受け止めるだけの平常心が要求されるので、少なくとも「いつもここに居るよ」と「大丈夫だから」という安心のメッセージを示している必要がある。

頑張れ、とにかく頑張れ

「頑張れ」は私を含め、よく使ってしまう言葉である。頑張れには多くの意味があると思うが、辞書的には普通に使用される「忍耐して努力すること」だけではなく、我意を張り通すことや、ある場所を占めて動かないという意味がある。外来では二つに分かれるように考える。一つは、注意が必要な使い方で、とにかく頑張れば成果があると信じて激励する意味ではあるが、相手の自己努力を強調してしまう言い方になり、これはうつ病などでは言ってはいけない言葉とされている。何故なら、もう限界まで努力している人に「頑張れ」と声をかけたら「これ以上どうすればいいのか判らない」と絶望してしまうことになるからである。悪いことと思わず使ってしまうのだが頑張れば成果が得られ成長したり得したりするというのは誤解である。もう一つは、「しっかりね」のようにサポートする意味で使われることであり、思い込みやこだわりは当然、前者の方である。

「頑張れ」の問題点は、何に対してどのようにかという具体策を考えていない言葉である分、無責任ということになる。頑張る前に何に興味があるかを考える方がやる気を出せるのは当たり前であり、勉強でもスポーツでも好きなことなら言われなくても夢中になれる。頑張る前に好きな事あるいは興味を惹かれる事を発見する方が重要であるが、思春期には何が自分にとって好きな事か本物の興味なのか判らないのが普通である。本来の考え方は、自分にとっての興味は何かを探すのが生きていくことであると言うべきで、自分探しをしているなどという若者もいるが、毎日変化する自分なのだからその都度違っていてもいいと思える方が面白い。しかし、好きなだけで頑張っても目的に到達できないことも多くあるのは当然で、単純に〝頑張る〟が良い意味で使われているとしても、成果を期待する前に立ち止まって考えてみる必要がある。

自分に当てはめてみると、頑張るにはいくつかの状況で変化したように思っている。受験勉強とか医師国家試験のための勉強を頑張るとか、部活での練習で頑張るとかの時代はあったかと思うが、どちらも現在の自分を作った一部ではあるものの、どこか「本気で頑張った」成果があった気がしていない。実際に仕事についてからの勉強は頑張るという意識ではなく日常の生活そのものであり、知らないでは済まされないので知識がなければ調べるしかないし、それでも判らないと他人に教えを乞うことになる。何よりも職業としては、自分で決めたことに対して全てに責任を負うことになるので、常に決断して生きている感覚であり、若い時からそのように教えられてきた。何とか時間を経て少しは成長してきただけである。学生時代のような点数で評価されることはないものの仕事上の評価は外からのものと自己評価も含め、それまでにない厳しいものと感じる生活になるのである。ただ、自分が好きな事や興味を持ったことは頑張るのではなく夢中になるのである。知らないことを知りたいと思うこと、この好奇心が自分を支えている力なので、頑張るという表現は当てはまらず夢中になる感じである。知らないことを知るのが勉強であり学ぶことなのだから心はワクワクし「勉強は楽しいに決まっている」のである。

昔、看護学校の入学試験の二次試験としての面接を担当していたことがある。毎年、数年間受験するも残念ながら合格しなかった女性がいた。理由は成績がまったく到達しないので多分何年受けても合格は出来なかったと思うが、面接の際、必ず「看護婦さんになりたいの」といいながら「お母さんが頑張れば必ず叶うと言ったんです」と言うのであった。性格的にはとてもやさしくて看護師になれればきっと愛されるだろうとは思うが、学業ではかなうことはない方であった。中学、高校と「頑張れば何とかなる」はこの子に対する教師や家族皆の激励だったのは明らかであるが、数年間の受験を見て「頑張ってなれるものではないこと」も判る必要があることを教えることになった。生きていく過程でたった一つの指針だけしかないのは生活を狭めるだけでなく達成感を得ることだけが浮き彫りにされてしまう。人は物事を達成するだけではなく、周囲を見渡すことから新しい世界を発見できるほうが幸せになることもある。

小学四年のＡＤＨＤ（注意欠陥多動障害）の子どもが同じような達成感のことを言っていた経験がある。この病気は心理的なこととしては二次的な問題（自分は駄目だと自己評価が低くなるので治療が必要）であることが多く、診断としては発達障害であり何らかの脳の機能障害を持っていると考えられるというのが医学的説明である。薬による治療も効果があるが、成長していくことで七〜八割の子どもは問題が少なくなることも知られている。外来ではこのような説明をした上で、自分をマイナスに見ないようサポートし学校や家族、周囲の人たちも応援して成長につきあうことが大事であると説明するのが普通である。

この子の母親は理解し一緒に歩む決心をしたが父親はこの説明を認めないということになった。つまり「人というものは努力し頑張れば何とかなる」という生き方をしてきたのでありそれを貫くつもりだというのである。この子の父親の信念は努力し達成すれば人は満足するはずというものであるらしい。ある年の夏休み、父親は決心してこの子と二人で山奥のキャンプへ出かけるという。そこで子どもをスパルタ式に鍛えることで変わるはずと考えてのことだったらしいが、驚いた母親が必死に止め、何とかしてほしいと相談の電話があったのである。説得し何とか外来受診となったが、父親の考え方は変わりがなかったものの、本人が自分の障害について話し始め、どうしてもというか、わざとではなく身体が勝手に動いてしまうことや学校の授業でも十五分くらいで集中が切れてしまうことなどを丁寧に話したのである。更に「お父さん、これを読んで」と発達障害の小冊子を用意して手渡したので、さすがに父親はその場で納得したというか振り上げた手を下ろしたのである。彼は中学生になってから落ち着きだし、成績も上位で、通院は終了した。何事も「なるほどそうなんだ」と判断するまでの時間はかなり必要なのだが、こだわりを固定化するのは焦りの感情であることがわかる。

この例では、父親にも子どもにも同じように思い込みやこだわりがあるのは判るのだが、その強さは当然大人であり支配力の大きい父親に分がある。その圧倒的力に倒されかかった時に子どもの反撃が始まったことがこの子の正常性なのだと思う。このような思い込みやこだわりを生じると、まるで必然のように対立関係あるいは対立構造が起こってくるように思う。そういう事もあるのかという程度の問題として適当にしておけるといいのだが、子どもはどうにも自分側へ意識を向けざるを得なくなってしまうので、こだわり発生という事態は想像できると思う。これらの例は、いずれも親も本人も行動が一方向で一直線に見える。そもそも子ども時代にはほとんどの子どもは関心が多すぎてアチコチ、フラフラと道草を食ってしまうものである。道草の経験があって初めて夢中になれるものを発見できるのである。頑張る方向が一直線ではあまりにも窮屈すぎると教えるのが大人であろう。頑張るは何のためなのか誰のためなのかを考え、自分のためと思えたなら、それを好奇心という言葉に置き換えていくと焦りは少なくなるし道を多く見出だすことになると思う。

マニュアル通りやれば大丈夫だ

かなり地位のある父親のことを「マニュアル通りの人」と呼ぶ中学生女子の話である。幼少時から、決まりや規則を強要する父親と感じていた。父親はかなり強迫的な方であり、自分なりのマニュアルを作成して常にそれに照らして行動していたというのである。例えば、夕食は何時、三十分後に風呂に入るが、風呂は二十分で出なければならない、朝食の時間や出勤の時間も厳守、などである。必然的に家族の風呂の順番が決まっているので、混乱がないというのか、反対に今は誰だっけと混乱するというのか、うまく表現ができないという。彼女の訴えは自分の髪を無意識に抜いてしまうという抜毛症である。学校では友人も多く成績も上位で皆に信頼されており、担任との関係も良い方だという。母親は優しい人ではあるが父親の言うことには逆らうことがないらしく、彼女にも「お父さんがそういうのだから」と、従っていれば問題はないとの態度であるらしい。症状としての抜毛より彼女の最大の悩みは「とにかく疲れている」という訴えであった。実は、このマニュアル通り方式は彼女にも組み込まれていて、学校生活が疲れの原因となっていた。授業は当然真面目に受けなければならないと考えるのだが、各教科の教師らは宿題を出し、更に家ではそれぞれの教科を少なくても一時間位は復習予習をすべきと話すのである。一日に数科目あるので毎日数時間の勉強となるが、彼女はそれをきちんと守って生活していた。加えて、部活も義務となったためバレー部所属、練習もきちんとやるので、帰宅が遅くなる日もある。夕食、風呂の時間を考えると寝る時間が少なくなっていったのである。要するに時間を目いっぱい使っても足りないのだから、疲労は当然の帰結であった。多分抜毛は内部に押し込められている怒りなど激しい感情が外へではなく自分側へ向けられた表現型かと考えられる。彼女は「とにかくなるべく早く家を出たい」と訴えるようになってから抜毛が少なくなってきた。

この一家には後日談がある。彼女は成人し、仕事も充実しており、独立して一人生活をしている。父親は定年退職となったのだが、その時、珍しく父親が母親に退職記念に旅行を計画したと告げたという。母親がびっくりし喜んで彼女に連絡してきたという。かなり長期の九州旅行で、例のマニュアル作成方式の詳細な旅行計画だったが、彼女は二人で出かけるのを送り出したのだった。しかし、その三日後に彼女が自動車の事故で緊急入院する事態となり、病院から母親に連絡が入った。驚いた母親が旅行を中止して帰宅しようと話した所、父親は返事をせず反応なしの一晩、母親が一人で帰宅することになったというのである。幸い彼女は何とか無事に治療を受け数日の入院で退院できたのだが、何と父親は一人で計画通り旅行を完結したらしいとのこと。それ以来、両親の関係は最悪になっているというので相談にきたのだった。父親は相変わらずマニュアル通り行動していたが、彼女の成長はそれをはるかに越えているので安心ではある。本来、治療対象は父親の方だったとも考えられるのだが、父親は社会人として定年まで勤めることが出来ているし自分を病気と思っているわけでもない。多分、強迫的であることは周囲では承知していたのだろうし、想像ではあるが対人関係として親密になることも少ないままだったと思う。病気は医師の診断の上で決まるが、受診しなければ病気かどうかは問題にならない。しかし、その妻と娘が感じた異様さや傷つきはどう考えればいいのだろうか。彼女の思春期は内心の怒りを自分に向けて抜毛という処理を行ってきたし、少し成長してからは家を離れて自分の生活をすることで安定させてきている。しかし、妻の方は、夫の強迫を十分知っているのだが、そのままで生活する道を選択してきた人生だったのである。娘の危機状況で夫の異常さが浮き彫りとなったことで耐えられなくなったのだと言えるのである。ここから二人の関係がぶつかるのか、離れて無関係になるのかは判らないが、家族三人の関係をどう作るのかが治療となるのかも不明ではある。むしろ、対立でも関係性と考える方が安心なのかとも考える。

安全のためのマニュアルでは航空関係が一番確実で厳しいとされている。あらゆる危険に対処できるマニュアルが存在するとのことである。医療界でも同様に医療行為を安全にする目的で医療の安全に関する講習がよく開かれている。

現実問題としてマニュアルは必要だが、全てを記憶し実行できるかというと混乱する場面もありそうである。マニュアルを全て記憶して自分のものにすると考えて努力するのは正しいし尊敬もするが、必要に応じてマニュアルを見ることが出来る余裕を持つ方が間違いは少ない。こだわりを生じると他人の行動を自分と比較しながら見てしまうことになり、身動きできなくなるかもしれないからである。人の日常生活は常に事件や事故を想定しているわけではなく、むしろ無意識に動いているのが普通である。呼吸や歩行を一々意識して数を決めたり左右を指示したりはしないし、それでも特に困ることはない。つまりマニュアル方式は何か事を行う際の安全という課題に対してのものであり、そのためには「身についている」という考え方が重要だが、いつでもマニュアルを見ることができる方が安心となる。医療の場では何を行うかが指示・指定されるので訓練で可能となるのだが、人の生活のような何も決まっていない状況に当てはめることには無理がある。それなのに、日常生活での行動全てに自分独自解釈のマニュアルを作成しそれにこだわるのは強迫観念であり、動きが制限され他人を批判的に見てしまう対立関係を生じることになりかねない。仕事上のマニュアルはきちんとこなし危機をさけるのが肝心だが自分の生活のマニュアルを家族や他人に押し付け要求するのはいただけない。

マニュアルだけではなく、家庭にあっては家風というマニュアル的問題もある。「我が家では」という生活習慣のことだが、多くの人は自分の習慣が他所でも同じだと思っている場合がある。大げさではあるが、このことに気づかないままではつきあいや治療が成り立たない場合すらある。更に、地域や社会の風土ともいえるマニュアル的問題もある。現在はどうなっているか判らないが、昔、ある山の方に住んでいた農家の患者の話である。家族が心配して受診させたのだが、いわゆるアルコール依存である。まだ二十歳そこそこなのでもうアル中？と疑問に思ったが、その話は衝撃的であった。その地域は春になると当然田植えの季節になるが、田んぼに水を張った状態で田植えを行うので、まだ機械化の進んでいなかった頃は田んぼに素足のまま入って行うしかないのである。しかし、山間部の田の水は山の雪解け水がほとんどであり、田に入ると足がしびれるほどの冷たさであるというのである。そのため習慣として田植えの時は身体を温めるため？に田へ酒持参で行き、飲みながら田植えをするのが普通で、彼も十代から当然のように酒と田植えの習慣を行ってきたのだという。勿論罪悪感もなしで田植え優先なのだった。「他所ではそんなことはしてないよ」にびっくりした顔をして「知らなかった」と言ったという嘘のような話である。家風や風土とはこんなこともあるのである。自分でも日常習慣を他人と比較してみるだけでその違いに驚くことがあるもので、それは年中行事や冠婚葬祭などの大きな出来事だけではなく、食生活全体もだが料理の味だったりちょっとした動作だったりもするのである。マニュアルとは言わないがお互いの違いを尊重するしかないのがつきあいに必要なルールであるといいながら、この言い方もマニュアル的？かもしれない。

やさしいが頼りにならない

「父は本当は、いい人なんです」と言うのが口癖の青年の話である。父親がは家族のことを心配してくれているのは十分に伝わってくるが、頼りにはならないことも同時に伝わっているということである。彼は不安の訴えで受診したが、不安が強烈な時には家から一歩も出られなくなっていたというのである。外出すると何か大変なことが起こるかもしれないと考えてしまうのである。家でも自分の部屋から出ることにさえ不安になったこともあり、風呂にも入れず布団の中の生活だったこともある。

高校を卒業し就職したが、対人関係がうまく持てず数カ月で辞めてしまった。家で相談しようとするものの、父親には何となく避けられているように感じ何も言えなくなってしまったという。昔から何か話そうとしても父親はそこには居ない人のように思っていたし、母親はいつも外出している人で、それは毎日のような趣味活動だった。子どもも時代から怒られることもなく、かといって何かを一緒にやった記憶もないので、どう近づいたらいいのか見当もつかないというのが本音と訴えたのである。父親は、一見すると優しい人良い人で、はっきりした対象となりえないということかもしれない。つまり目の前に対象となる存在が何も見えなければ青年は彷徨うしかないことになる。関係性は相手があって完成するので、このような対象が見えない場合は体験を積み重ねることが出来なくなってしまう。しかも、引きこもったことで外との関係を絶ってしまったので、他人との関係もほとんどないまま過ごすことになっている。彼の症状としての不安は、説明の出来ないかなり根源的なものに見えるが、多分「いい人」と評価している父親の問題もあるかもしれない。母親との関係ではユニットとして十分な安心を得た後に分離不安になるという体験も少ないままで、幼少時からの自分の存在に関わる不安、生きられるかという絶滅不安のようなものを持っているように思う。

彼が医療場面に登場してきたことは、自分で対象を求めるという大きな賭けか冒険をしたことになる。それだけの力があることを認められれば他人と対峙する能力も発揮できると考えられる。この家庭での問題点は、生まれたばかりの赤ちゃんに両親どちらも向き合ってこなかったということだと想像する。生まれたら子どもは自分が世の中の中心的存在と思っているのだが、それが可能なのは十分守られていて「この程度は大丈夫」という攻撃が許されるから安心できるということが条件である。相手が耐えられないほどの我儘や攻撃はしないものである。母親はそういうものが既に備わっていることが前提で、赤ちゃんはそこに自分と違う人がいると判ってくるわけで、相互のやり取りからお互い様というか他者への思いというか、将来は他人を思いやる気持ちが芽生えてくるのだろうと思う。親子のぶつかり合いの下地は幼少時から始まるのかもしれない。

「本当はいい人」という表現の持つ意味は、今ここで彼が見ている父親は「本当」ではないということになる。彼が「本当は」という父親像は彼を救ってくれる存在であり、引き受けてくれる存在でもある。彼を救うとは関わることだと言っていることになる。彼は通院することで両親を外来へ誘っていることになる。治療者の助けを借りて両親、特に父親の存在を明確に出来ないかと思っているのである。父親は外来に登場するようになったが、実に彼の言うように「本当はいい人」なのであった。自分の息子については長年心配してきていて、どうしたものかと悩んでいたというし、その内彼が何かを見いだしてくれると「見守ってきた」と言うのである。そのため、家庭は平和でなければならないので妻の毎日の勝手な外出や趣味活動などに目くじらをたてるようなことはしてこなかった。また、彼に対しても怒ったことはないし、要求があればなるべくは受け止めようとしてきたというのである。しかし、何回か会っていて判ったことは、彼に対しては「何故引き込もる必要があるのか」「いつでも応援してきたのに」「ちゃんと話してくれない」「もう少しは自分の将来を考えてほしい」などの感情を持っており、奥さんに対しても「毎日のような外出は何のためか判らない」「家のことが疎かになるのに自分は我慢して不満を言ったことがない」「金遣いが少々荒い」「息子のことをもっと考えて相談に乗ってほしい」「自分の話を聞いてほしい」などのどちらかというと怒りを伴った感情を話すようになったのである。日常生活では何一つ波風を立てることをせず、いい人として、本人は皆をサポートしているつもりの生活であるが、内心は実は大変な葛藤にあるということである。彼の言う「本当は」は、いい人の意味と本来の父親の意味の両方であることが判るが、彼のおかげで、父親は少しではあるものの自分の気持ちを表出でき、彼に近づくことが出来るようになったのである。問題は母親だが、これは夫婦の問題の根深さもありそうである。子どもが外へ向かうには土台となる家の安全量の分だけ距離をとれるということになるので、この一家はまだ時間を必要とするようである。「いい人」が必ずしも頼りにならないという例であるが、子どもにとって親が頼りになるとはどういう意味があるのだろうか。困難な事態を助けてくれることであれば判りやすいが、日常生活でそれ程困難な事態を多く生じるわけでもないので、子どもはどのように親を感じているかが大事なことになる。つまり親に安心を感じられる程度と言ってもよい。子どもに安心を与える親の姿勢は「引き受けること」になるが、引き受け方の問題は種類がある。どんなことでも「まかせろ」とばかりに親が処理してしまうと、子どもが何もしなくても事態は終了するので、子どもは責任を回避し学ぶ機会を失う事になりかねない。あくまでも子どもに責任をとらせてその後に親が処理に向かう方法は、子どもも学び責任を負うことになるが、その間に傷つき疲労し、親への信頼を失うかもしれない。これらの両極端なやり方は双方に問題は残ることになるかもしれない。本来の親の在り方は異常事態への対処だけではなく、親の日常の生き方がどのように安心を与えているかということである。子どもは親の普段の生き方を見て育つが、自分の内部に親イメージを浮かべることが出来るようになって初めて安心を完成する。

勉強する父親

前の例と似ているが少し形が違う、家庭内暴力の少年が語った父親のイメージである。彼が中学時代に家庭内で暴力的となり、祖母や母親がその被害者になることが多かった家庭である。彼が暴力をふるい疲れ果てて部屋に引きこもる頃に父親が帰宅し、母親から彼の行動を逐一報告を受けるのであるが、その後の父親の行動を評価した言葉が「勉強する父親」である。父親は自分の部屋に閉じこもって勉強を始めるのである。ある時彼は父親の部屋を覗いてみたことがあり驚いたという。父親の机の上には、家庭内暴力とか攻撃性、犯罪などの関連の本が多数置いてあり、所々にしおりが挟んであったという。父親は彼の暴力の意味やあるいは解釈なのかわからないが本から学ぼうとしていたのである。しかし、彼に直接何かを話したことも一緒に行動したこともなかったという。彼は振り上げた拳をふるう相手、その相手は多分彼にとっては恐怖の対象である父親だろうと思うが、その相手が目の前に居ないので他の人たちに被害が生じていることになる。世界は広がらずこだわりも消えないことになる。

父親は社会的には地位の高い指導的立場にある方である。想像ではあるのだが、幼少時から優秀な存在で生活や勉学には苦労したとは思えない。つまり挫折の経験がない、人生は順調で失敗が少ないまま過ごしてきたのだと思う。母親の方もほとんど同じような生き方だったようだが、これらに対して彼の祖母（父の母、母の姑）は「二人とも自分で物事を引き受けたことがない人たち」という評価を話していた。何事も学ぶことで知識を得て理解し納得するが、そこまでで終わっていて、その後の格闘がないのである。これは関係性の拒否に近いあり方になっている。彼が求めたのは綺麗な形ある説明や解釈ではなく、うまくはいかなくても直接ぶつかり合うということである。

治療は、暴力的になるような行動の問題ではなく、多分、空虚でやるせない気持ちの存在を彼に語ってもらうことから始めるしかない。うまく表現は出来ないかもしれないが、家庭内暴力は内心の恐怖だったり多くはうつ状態になることを避ける行為であったりする。それらの感情を言葉にできれば、悩みとして表現できるようになるのである。幼少時から、彼の感情を受け止めるはずの場所に引き受け手としての親が居なかったのかもしれない。対応が間違っていても、その場にいて喧嘩しても仲良しでも、実感があれば相手の存在をきちんと理解することができる。昔の親は、子どもの妙な理屈に対してキレて「うるさい」と怒鳴ることで、対象としてそこに居てくれるのである。自分の満足や理解のための勉強は意味がないのである。

家庭内暴力の子どもを精神科病院に入院させると、最初は不満で文句ばかりとなるが、しばらくすると不思議なくらい素直でおとなしくなることが多い。病院では医師や看護師、臨床心理などのスタッフも、彼らの興奮や怒りの感情に驚くことがないし、そのままにしておかれることが普通である。しばらくして相手にされていないと判ると、次第に不安になりついには落ち込み、いわゆるうつ状態となることが多い。実はその時に初めて会話が成立するのであり、スタッフはそれを待っているのである。家庭での暴力という行動で表現してきた内心の感情は、言葉として表現できない人格レベルであり、うつ状態になってやっと感情を伴った言葉として自分を表現できるようになるのである。この一家のように、言葉でのやり取りで理解しあうのでなく、一人ひとりが勉強という形式で自分だけが理解する道を選び、一見何事もない平和な生活であっても何一つ通じていないのでは、判ってもらうのは行動しかなくなるのだろうと解釈できそうである。祖母が「物事を引き受けたことがない人たち」と言ったのは言いえて妙である。

大丈夫?と言ってほしい

小学二年生、家でも学校でも落ち着きがなくいたずらばかりの男の子である。「大丈夫?」は親が言ってくれるのではなく「言ってほしい言葉」として語ったのである。病気としてはＡＤＨＤ（注意欠陥多動性障害）だろうとは考えるが、家でも学校でも怒られるのが普通のような生活態度であり、外来でも椅子をくるくる回しているだけで会話も成立しないくらいの落ち着きのなさではあった。「どうせ僕なんて」というのが反応らしいことは分かったが、そのままでも「大丈夫」との保証が必要であり認めてもらうことがなかったのは明らかである。つまり常に批判され怒られることと指示される生活で、支持されたことがなかったことがわかる。この子の転機は学校にあった。ある日、走り回った結果、学校玄関の巨大なガラス扉にぶつかってしまい破壊してしまったのである。そこに駆け付けた担任の先生が発した言葉は「大丈夫？ケガしてない？」であり、破損ガラスには目もとめずに彼を抱きかかえて保健室まで走ったのである。その日を境に、彼はその先生を心底信頼するようになっていて、何か衝動的になりそうだと先生の側に行くのだという。本当に彼を心配してくれたことからの安心、つまり「大丈夫？」の声掛けだったのだろうと思う。この言葉で、彼の中に対象として他人が初めて登場してきたことになる。それまで多くの人にひたすら注意され怒られる生活では、全く相手との関係性は生じていなかったと考えることが出来る。ほとんどの人が「どうせ話しても判るはずがない」と思っていたのであろうし、彼も「言っても判ってもらえない」のが普通と思っていたので、お互い対立関係のまま一方通行になっていたのだと考えられる。関係性はやり取りなので、相互に認めることが必要である。

ある教師から相談があった。それは「授業中に一生懸命話すのだが、必ずのように聞いていない子や反発する子がいて、最後はクラスが騒然となってしまう。校長の指導では一人ひとりに注目するような気配りが足りないと言われる」というものだった。教師が「自分の言う事を素直に聞けばいい」というような授業をすれば、子ども達は嫌になるの普通だと思うのだが、聞いていない子や批判する子は多分能力の高い子であり、物足りなさを表現しているように思える。むしろ、その子らを大事に考えて、色々質問したり授業に協力してもらう方が楽しいのではないかと思う。反対者に対しては「なるほど、そういう考え方もありか」と言ってみると先に進めるのだが、教師にとってはなかなか難しいらしい。

しかたがないのかもしれないが、学校現場の話を聞くと、子どもたちの多彩さを認めない傾向が目立っていると感じる。そもそも子どもでも大人でも一人ひとりが別人でしかも多彩そのものである。しかし、現実には、勉強では全ての教科成績や運動能力、時には社会的、倫理的判断などにも一律を求められることが多い。しかも、教師や親はそれが可能と思っていたりするのである。教科では、専門家がその専門教科を嫌いにさせるという言い方がある。算数の先生は算数が得意であるので、算数がどうにも苦手な子に対して「何故?こんなことが判らないのか」と出来ない理由が判らないし、体育の先生は駆けっこが苦手な子に対して「何故走るのが遅いのか」を理解できないのである。人は様々な特技や苦手なことを持ち千差万別なのだから「今のところはそのまま認めておく」のが平和だと思うのだが、皆が一緒であるべきという圧力は子ども達にはかなりの負担になる。年齢が増すにつれて不得意が得意に変化することもあるのだから、なにもあせる必要はないと思うし、生徒が騒がしい時は、教師の方が自分の魅力を発揮する方法を考えた方がいい。昔のことだが、高校時代の世界史の先生が実に魅力的であった。古代ギリシャが専門とのこと、授業のほとんどがそのギリシャについてであり、ギリシャ愛が凄すぎたためかその他の世界史はかなりおろそかではあった。有名なシュリーマン（ギリシャ神話ホメロスのトロイアの遺跡を信じ発掘）を知って自分もそう成れたらと思ったのも授業でのことだった。この授業は楽しく毎回ドキドキしたもので、おかげで歴史そのものが好きになり、今も続いている。もっともギリシャではなく古代中国史が好きなのだが。知識とは強制されて得るものではなく、その時期がくれば興味次第で自分で学ぶことになるものである。教育について偉そうなことは言えないが、重要なことは学校での成績ではなく、勉強は楽しいし面白いという気持ちになるような教え方をすることだと思っているし、そうあってほしい。知識として暗記した分量が多いのが優秀なのではなく、知識を調べる手段を持ってそれを駆使できる才能の方が優秀に決まっているし、更に、他人とは違う考え方ができるとか、新しい発見やアイデアを出せる子を育てる方が教育としては素晴らしいと思う。失敗しても間違っても、多少は何か見いだすことができれば、「それで大丈夫」と言ってくれるのが教師であればいいのにと願うのだが、学校関係者は小学校や中学校の成績が優秀でなければ人生不幸せになるという統計でも持っているのか？と聞いてみたくなる。

義務が全てという親

何をするにも不安になるという青年の話である。高校も成績優秀で卒業し、大学進学も当然と考えていた。ところが、自分は何をしたいのかと考えると何もないと悩み、大学や進学する学科を選択できなくなったという訴えである。彼の両親は教育者であり、家庭にあっても教育者であると彼は言うのである。家でも両親の会話は学校での出来事中心であり、教育論だったり生徒の問題であったりで、いつも会話の中では「〜すべきだった」とか「〜しなければならない」という内容が多く、それを聞くたびに自分に当てはめてみるしかないと思っていたという。いつの間にか、勉強でも行動でも「自分が〜したい」からではなく「〜すべきだから」「〜しなければならないから」やっているというような気持ちになってしまっていた。このような義務感の結果は、常に評価を伴うことになる。つまり、どの程度出来たか、あるいは上手くいかなかったかの判定があるということで、試験結果の点数を示される感覚となってしまうと言うのである。その考えからどうしても抜けることができないとの訴えをかなりの時間をかけてやっと話すことが出来るようになっていくのだが、治療の場では治療者に向けて話すことで自己主張が生まれることになった。それにはかなりの苦労があったのは確かである。親が言うことは別に間違ったことではないのだが、何か物足りないとか何か違うのではと思うようになると、それは強烈な両親批判になっていき、言葉での表現には時間がかかるようである。これはある種、思春期の反抗期に近い感情だが、義務感生活が長いと友人関係が出来にくいのが特徴である。友人関係ではほとんどが親や大人への秘密を持つことが多いもので、〝あるべき理想の姿〟など追及する相手を仲間にする子どもは少ない。彼は高校卒業後も大学受験を拒否し続けており両親もそれは仕方がないと考えていたようである。ある日、彼は突然一人旅をしたいと申し出たのであるが、何処にという目的地を教えないままであった。後で判ったのだが、一人で富士山登山を試みたというのである。当然経験がない素人のままであり、登山中に息も絶え絶え状態で多くの登山者の援助を受けて何とか頂上にたどり着いたそうである。彼の「自分が無い」という悩みは更に続き、遂には混乱の末に生きている意味がないと考えるようになったという。彼が考えたのは何かで読んだことのある富士山の樹海、青木ヶ原に入ってしまえば出てくることも出来ず、いずれは死んでしまうはずというものであった。実際に青木ヶ原に入って一人で草藁に寝る事三日、今まで経験したことのない空腹となり、耐えられずフラフラ歩き出した所、意外にも近くにハイキング中の人が何人もいて食事をサービスしてもらったのであった。これほど食べ物がおいしいと感じたのは生まれて初めてだったそうである。これが彼が初めて単独で行動した冒険であり大きな転機となったのである。

自分が無いと訴えた大学生を思い出す。難関大学に合格し地元では秀才と言われていた青年であるが、彼がつまずいたのは卒業論文の時期である。文系の論文なのだが、書いても書いても教授からは認められることがなかったのである。彼は何が問題か判らず教授に面会を求めたところ、「君の論文は多くの他人の論文のまとめであり、君の文章は見当たらない。君の考えがあるなら膨大な文章はいらないので、便箋一枚で結構」と言われたというのである。彼は生まれて初めて自分の考えは何かを問われたことになる。彼のそれまでの秀才さは、多くの知識を記憶する能力に支えられてきたということであり、それを知ったところで自分の考えが生まれてはこないのである。彼は最終的には大学中退を決めて別の道を歩むことになった。

自分の考えがないという訴えはよく聞くことがあるが、考えてみるとそれ程自分の考えを持っている人間はいるのだろうか。自分の考えなどと言っても直ぐに別の考えも生じるのでそこに留まるはずはないのである。一時若者は「自分探し」などと言うのがまるで流行りのようであったが、自分探しというなら一生ものであり、生きていくことで新たな自分を発見していくだけのことである。富士山登山の彼のように突然閃いた行動もあるかもしれないが、大抵は何回も繰り返して失敗を重ねるだけなのである。その内、いつの間にか何かに夢中になっている自分を発見することになるのが人生であると教えるのが大人であり親かと思う。大学の論文に独自の考えを求めた教授は正しいとはいえるが、大学生の卒業論文としては世界を席巻するようなものでもないわけで、個性を大事にしているだけだと教えてくれればよかったと思うのだが。

これが父親というものなのか？

不登校の中学生が語った話である。小学二年生の春に父親とはじめてキャッチボールをした時の恐怖についてである。父親は無口な人で、会話したことや一緒に出かけたことがほとんどなかったのだが、ある日突然帰宅が早い日があった。テレビを見ていた少年に、「キャッチボールをやるぞ」と声をかけ、どこから持ってきたのかグローブを放ってよこしたという。一体何が起こるのかわからないまま外へ出てキャッチボールをやることになった。父親は無言のまま、少年めがけて剛速球を投げてよこした。彼は恐怖のあまり、ボールから体をかわし逃れるのがやっとだったという。二〜三回の投球でも彼が全て逃げるのを見た父親は「つまらん」といって家に入っていき、その後は何もなかったように、いつもの無言の状態にもどったという。

その時を思い出して言ったのが「これが父親というものなのか」という言葉で、今まで考えてもいなかった父親の発見になったのである。

実は、会社で親子関係の話題が出て、同僚から「父と男の子はキャッチボールをやるのが普通だ」といわれたため父親が試みたものだと、後で母親が聞きだしてわかったのである。不登校とはいっても、その後の少年は延々と他人と交流できない人生を送ることになった。他人を信じるとか、愛するとかの意味がわからないという。他人や世の中に興味がわかないが、このままでいいと主張している。しかし、「父はもっとすごい」と語ったことがある。それは、彼が知っている限り自宅に他人が訪問したことがないし、父の食事は昔から自分で買って調理し母は作ったことがないというものである。多分、父親は何らかの対人恐怖か対人緊張の持ち主あるいは発達障害であることがわかるし、それも重症の部類に入るような気がする。そのように考えると、彼が「これが父親なのか」と言った言葉には、「自分の父親を奇妙な存在であると発見した」という意味があったことになる。しかし、これほど関係の持てない相手に関係を何度も迫った生活史の結果ついに「相手の方が変」との結論に達し諦めることで納得するという、関係性からの撤退が彼のこだわりを完成させたようには感じる。

四十歳になった男性の話である。アルコール依存症で家族に大きな迷惑をかけた父親がいた。母親は彼を育てるときに「お父さんのようにはならないでね」と言うのが口癖だったという。

父親は腕のいい家具職人ではあったが自分勝手で酒さえあればという生活。借金をし、母親へは暴力をふるい、近所とのトラブルも絶えない生活だった。彼は母親の教え通りに真面目で頑張り屋であり、実に素直で父親とは全く違う性格に育ったようではあった。彼は、母親は自分に対してやさしくて、何でも聞いてくれるしやってくれる理想の母親と思って育った。ところが彼が成人し就職したのを見届けて、母親は離婚を選択し、姉と共に去っていったため、彼は父親と一緒に残された格好になった。その頃から父親がほぼ寝たきりになっているので、何とか家事をこなして仕事に出ていたのであった。会社でも真面目だったことから、上司の勧めで見合いをし結婚することになった。寝たきりの父親がいるのを承知してくれた有能な方だったので安心しての結婚だった。ところが結婚数年後に彼がアルコール依存症となり、奥さんへの暴力だけでなく寝たきりの父親への暴力事件を起こし外来へ連れてこられたのである。父親と同じような状態であることを自分でも認めるのだが、どうしても止められないと泣き出したのである。

彼の苦しさは結婚に始まっている。彼の奥さんは全く普通の方で、性格も問題はないし家のことも舅の世話もきちんとこなしてくれているのである。実はこのことが彼にとって問題なのであったのだが、奥さんはそう言われても理解が出来なかったのである。つまり、彼は女性に母親を重ねて見ているのである。母親と一緒の時代は、彼は全く受身的で何でもやってもらうのが当然という子ども存在であり、父親は母親が言うようにとんでもない人で、罰があたって当然で苦労すべき存在なのである。彼は、いつの間にか全てが母親の言う通りという考え方をしていたと言えるが、奥さんは十分成長した大人であり、彼を一家の主として立ててくれているので判断を任せてくるし、舅の介護もきちんと行うのが務めだと思っているのである。しかし、彼は母親頼りで自分での判断はしてこなかったし、父親を否定しない嫁を見ていると自分が批判されている、下に見られていると思ってしまうのである。奥さんに太刀打ちするには父親が昔やったように酒でも飲まなければどうにも敵わないという結末になったのである。気が付いたら自分も父親と同じ、まさに「これが父親」となってしまったのである。

前の例では、自分の父親の異常性に気づく過程で、やっとそれを認め諦める方向を選択していく判断をしたということでは、成長といえそうである。後の例では、一見成長したかに見えたが、結婚という成熟した女性との生活で、初めて自分の幼さに気づくという現実を突きつけられ破綻するという過程となっている。子どもの成長にとって母子関係の重要性はよく言われることだが、父親との関係も同等に重要と考えられる。

「別に」症候群？

中学三年の男子、不登校で受診させられた方の話である。親に連れられて来たためか、外来では全く返事がないままであった。「今日は何か言う事ある？」と聞くと「別に」と言い、三十分無言でいるので「じゃあまた来週ね」で終了という具合である。もう受診しないのかと思うと翌週にはきちんと時間を守って受診し、「別に」の返事だけで帰っていくのである。数カ月たったある日のこと、彼が突然に「僕の病気は何というのですか？」と尋ねてきたのである。思わず考えこんでしまったのであるが、咄嗟に「そうだねー、別に症候群とでも言っていいかもね」と伝えた。彼は真面目な顔で「はあーそうですか」と言うので、「どうして病名が気になったの？」と聞いた所、話が始まったのである。

実は、数日前に悪い友人らに誘われ、その友人が他所の家に盗みに入る時の見張り役をやらされてしまったのである。その友人が捕まり、芋づる式に仲間全員が捕まっていて、家庭裁判所の呼び出しを受けているというのであるが、何と今日がその日だとのこと。受診のことを伝えると裁判所の調査官がここにくることになったので、どうしようかと思い悩んで話したのであった。その調査官はたまたま当方と知り合いだったこともあるが、彼が初犯であることと通院中であることを確認し、「ちゃんと診てもらいなさい」と説教し帰っていったのである。その後からの会話では、どうやら自分が救われたらしいと判って、外来場面と医師はとんでもない存在で神々しく見えたことや、彼がその時緊張していたこと、自分がどうなるかわからない恐怖の状態だったことが判るのである。そのことから会話が多くなり彼の悩みも明らかになっていった。

彼の両親は社会的に地位も高くきちんとした方たちであり、兄と四人暮らしである。兄は学校での成績もよく、昔から両親は兄に期待し兄はそれに答えるといった環境であった。その中で彼はいわば除け者と感じていて、いつも「無用の人間」と自己評価していたという。成績も悪く運動も不得意で自分には何の取り柄もないと思っており、両親も彼には期待していないのは明らかだったといえる。不登校や見張り役も彼の自己表現の一つだったのだが、両親ともあまり反応しないままであり、彼は更に自分が無用に思えたのかもしれない。人を前にしても「別に」という返事は、それまで誰とも深い関係を持ったことがないという意味を示していたのだろうと判る。

その後の話は更に発展する。追われるように中学を卒業し自宅に引きこもる生活に対し、母親が「何かしなさい！働きなさい」と命じた所、彼は住んでいる町の駅を背に、「僕を雇って下さい」と一軒ずつお願いして回ったのである。当然ながら全部に断られてしまったが、あるお店の店主から「中学卒だけではどうにもならないよ」と教えられたと報告があった。彼の質問は「勉強は必要か」というものであり、その答えとして「生まれつき知識を持っている人はいない、勉強を全くしていないのはただのバカでしょう」と伝えた。それから彼は、一年遅れではあるが猛勉強して高校へ入学、高校での生活は品行方正、成績は上位を保ち卒業、専門学校進学そして就職、立派な旋盤工として働き、一人暮らしとなったのである。

更にその後の展開がある。彼の兄は超難関有名大学に進学。有名企業に就職し両親の自慢の種となっていたが、そこで知り合った才女と結婚、そのまま都会生活を続けていた。父親が定年退職し、母親は脳卒中となり、父親はその介護を頑張るが、自分も具合が悪い状態を繰り返すようになり、ついに兄夫婦に協力を求めることとなった。しかし、兄は自分の仕事の忙しさと大変さを述べ、兄嫁さんも子どもたちの世話と教育費用が大変で援助もできかねるとの返事だった。そして、無用存在だった彼の登場となったのだが、彼は何も言わずに実家に来て「一緒に住むか」と言い、そのまま両親の世話をすることになり、しばらくして母親を看取ることになったのであった。「別に」からの脱出は大変だったと思うが、本来持っている能力は学校の成績で判断するようなものではなく、人の苦労を知って自分のことのように感じられる普通の心理、心の問題とわかる。「別に」という言い方は、自分が壊れないための防衛だったと判るが、同時に思い込みやこだわりに留まらない方法になっていたのだと思う。正しい解釈かどうかはわからないが、荘子の言う「無用の用」を思い出した。一見役に立たない存在に見えるものが実は大変重要で役立つことがあるという意味が一般的だが、役立たないものはないという考え方と、逆に有用な存在とは何かを問いかけているとも考えられる。治療は人の価値を決めるものでもないし、役立つかどうかの判定をする場でもない。その人の生き方や考え方をサポートできればと考えているだけである。治療としてのつきあいをしていることは、精神医学的特別なつきあいがあるわけではなく、普通の人間同士のつきあいが基本にあるというのが判る。

第3章

世の中が作る思い込み・こだわりと対立構造の世界

成人のメンタルヘルスは、自分に実感が乏しいと知ること

成人になると、ほとんどの人は家庭だけでなく世の中に登場することになる。大学進学や何らかの仕事に就くのが普通である。社会人になるという言い方が一般的だが、家族や友人、恋人などとは違う様々な価値観を持った人たちと共通の生活場面を経験することになる。学校も職場も一日の三分の一以上の時間を過ごす所であり、そこで感じる緊張感は人によってはストレスとなって生活に負担を生じることすらある。職場においては職業性ストレスとしての様々な反応を職場のメンタルヘルスとして扱うし、学校関係では学校メンタルヘルス（教育関係のメンタルヘルス）ということになる。職場には、経営者と働く人たちの関係、過重労働、長期休職、繰り返す欠勤、事故頻発などの職場の問題に加えて、パワハラ、セクハラ、モラハラ、マタハラなどのハラスメントの問題や自殺など様々な問題がある。学校では不登校やいじめなどの生徒の問題だけでなく、教師の人間関係、過重な勤務や評価制度、保護者や社会との関係などの課題が学校特有のメンタルヘルスが問題であり、メンタル不調問題として取り組むべきテーマになる。世の中でいうメンタル不調とは、日常生活の中で悩みが続いている状況と考えられる。ほとんどの人が自分だけが辛いと思っているので、知らぬ間に辛い自分と何事も無いように見える周囲が対峙しているとの思い込みやこだわりと、それに伴う対立構造（身構え）

になっているものである。しかも、それらが自分と周囲との関連で生じていると実感しているかというと、ピンと来ていないというか、そこまで検討したり理解したりしてはいない。

三十代の女性の例である。訴えは「他人が自分を監視している」「自分の話すことが変だと周囲や妹が言うが、どうしてか全く判らない」「周囲の話やテレビでの話しが自分についてのことと感じる」というもので、幻聴は不明ながら妄想気分はあると判断し通院となった方である。実は、生来性の脳性麻痺のため四歳から施設で過ごし、就学年限からは養護学校で高等科まで過ごし、職業訓練校一年を経て障害者枠で現在の会社勤務となったものである。通院で明らかになったのは、四歳から親元を離れ施設の中で生活してきたためか、いわゆる常識的、日常生活技術などで、人が自明と思っていることが判らないという特徴があった。真面目で杓子定規な考えのため融通性が少ない性格であり、上司の指示や同僚との会話でも理解できないことがあり、「人間関係では天候のあいさつが必要ですね」とか「いわれた事に違う答えをしてしまった」「日常会話ではどこまで話すのか、感情を出していいのか」と考えて悩んでいるという。その結果、上司からの注意は「やって下さいというのにやらない」とか「自分勝手にやっている」とか「理解していない」「同じことを間違える」と叱責され混乱し、不眠や意欲低下の適応障害を生じることとなる。周囲に過敏な状態となり、結果的に通院となったのである。社会性の発達が出来ていないのは施設での教育とも関係していると思うが、会社にはそれを説明し協力をお願いするしかなかった。わかり易い例では昼食後毎回吐いてしまうというもので、食事の仕方の訓練が出来ておらず、慌てて他人と同じ速さで食べようとするあまり、口に詰め込みすぎて咀嚼できずに飲み込んでいたためである。当たり前ということを説明するのは難しいものである。

ここまで極端ではないにしても、人は一日の大半を職場（会社）で過ごすので、多くの対人関係は職場で持つことになるが、仕事をしていくときに自分の普段の習慣のまま行動し、それが実は子ども時代からの生き方が反映していることに気づく人は少ないものである。それまで自分が普通と思って続けてきた習慣や考え方、特に思い込みやこだわりの世界を引きずっているのに、それを意識してはいないということである。そのまま社会人としての行動を求められ、目の前には会社（学校も含めて）の常識があるので、自分との関係に違和感を生じることになる。会社でのメンタルヘルスには、会社自体のやり方が当人を刺激し、思い込みやこだわりの場面を提供したのではないかと思えることもある。そこで、自分を無視し会社のために自分を捧げるべきなのか、それとも、自分の人生こそが大事で自分を全うするために会社にいるのかを自分に問いかけるという課題が生じる。つまり自分の生き方と会社の方針との対立が生まれるのである。新入社員は入社二～三カ月位の時に会社内での違和感に気づくことが多いものである。会社の社員教育に単純に従う場合でも自分の考えと比較しながら折り合いをつける作業が必要になるし、さらに先輩や上司の教育方針や態度にも同様に折り合いをつける必要が出てくる。一人ひとりの性格や思想、人に対する態度にも従うのか反発していいのか、どの程度自分を主張していいのかなど、次々出てくる疑問に疲れてしまう時期がくるのである。多くの社員はそれでも問題なしに仕事を継続できているもので、それは、自分は何も知らないので「そうすべきだ」と受身になって当然であると思ったり、「素直に学んで一人前になる」と信じたりする方法もあるが、それ以上に、「そのうち判るのだろう」と先を想像する力を持っているからでもある。会社はこれらを見越した状況で新人教育を行う。昔は極端な枠づけを設定し、人間性まで否定するような訓練で一律人間を作ろうとした時代もあるのだが、現在ではそこまで酷いことはないものの、「わが社」というあり方をどう植え付けるかに苦労している所は多いと聞く。

医療界では先生（師匠）と弟子の関係という昔風の風潮がまだ残っているので自慢はできないのだが、その会社の持つ許容量が問われるし、それが大きいほど将来性が見込まれると思う。どこまでおおらかさを発揮できるものか、多分上位の人材の能力次第であり、会社の在り方に感動する何かを発見するとか、上司先輩などと感動、尊敬、共感するような出会いがあることが人をひきつけ育てることになるのは間違いない。

職場のメンタルヘルスを語るには、職場環境が健全であることが条件で、その元で個人が健全でいられることを目指すことになる。対立ではなしに同じ方向性を向いていることが必要なので、それが職場も個人も幸せになるといえるのだろうと思う。この雰囲気あるいは風土が形成されることがない職場の場合は、お互いの関係が疑心暗鬼となり、多くの人たちにとって魅力がないと判断されるものである。病院などでも、たった一人の職員の不祥事や態度の悪さだけで、「あの病院は駄目」と全体が悪いとの評判になってしまうことがある。多くの職員はそのとばっちりを受けることになるのである。会社でも一つの製品の不良品問題で会社全体が否定されることがあるのと同じである。

人はスーパーマンではないので、誰でも悩むし疲れるし病気にもなるのが普通である。教科書的考え方は、悩みや病気があっても治療しながら働くことは出来るので、その両立は、働く人にとっても会社にとっても意味があることでなければならない。会社にとっても継続的な人材を確保できるし、人材が定着することになるし、生産性が確保されることにもなり、企業全体の健康経営が実現し、多様な人材が活用できることになり、社会的責任が実現でき、ワークライフ・バランスの実現可能といった意義が考えられるというのが常識的考え方である。簡単にいうと、病人あるいは不調の人を排除するのでなく、病気になった方の能力を認めることである。そのレベルに達するまで新人を育てることに係わる労力と経済負担は大変なものと考えると、働く人を病気があろうと無かろうと大事にするのは当然であるということになるのだが、現実の職場では病気になると周囲に気を使いまるで申し訳ないとの姿勢で居なければならなくなる話を聞くことが多い。そのため、かなり無理して出勤するしかないとか、自分から身を引くと訴える人がいるのも事実である。職場の同僚らは、それを知ってか知らずにか、多くの人たちは自分とはかけ離れた出来事であると思っているのである。〝明日は我が身〟とどうして思えないのか不思議な現象ではある。病気でなくても定年という課題も同様である。ある年齢になると自動的に仕事を辞めることになるのが定年であるが、これなどは一律に定年退社というこだわりが作った効率の悪さということになるかもしれない。定年制を止めてみたら、病気や年齢に関係なく一人ひとりのやれることが何かということを見極めることになり、会社にとっても個人にとっても意味のある考え方ができるようになると思う。自分がその時期になってみないと身近なことに感じられないのだとは思うが、やはり何故なのかと疑問に思う。

「病気」「ストレス」「過重労働」「休暇」などをテーマに考えてみると、働くことの意味に関係してくるように感じるが、何故、人間は働くのかと自分に問いかけてみる。その答えは本音で言えば「自分の人生を充実させ家族の幸せのため」となるのが自然ではないかと思う。「自分の人生が豊かで充実している」人が会社のために頑張って力を発揮するのが楽しいのであって、自分が身体も心も疲弊していく中では会社のためにとはならないと思う。「自分の生活の一部分に仕事がある」のであって「人生の大半は仕事中心でありその中に生活が加わっている」ということではない。しかし、日常の生活、特に会社内で同じことが言えるかとなれば、無理かもしれないのが現状かと思う。

しかし我々古い世代の医師はその教育自体が間違っていた時代に生きてきている。上司や先輩からは二十四時間医者であることから逃れられないと教え込まれ、携帯もスマホも無い時代では外出先から病院に「○時までここにいるから」と赤電話で所在を告げながら移動したものであった。当然残業という発想はなく、「就業時間過ぎたら病気が止まってくれるのか?」と言われ妙に納得して働いたものである。病院でも現在は法定の労働時間を厳守すべきとお達しがでているが、現実的には経済的、人的に無理があるかもしれない。つまり、ストレスを扱う医師あるいは医療従事者が一番ストレスフルな生活をしているということで、偉そうなことは言えないのは認める。大学病院時代には、教授は神様という感覚があり、逆らって破門でもされたらこの日本では生きていけないと本気で思っていたものである。現実にそんなことはないわけで、世界は広いし様々な場所での経験の方が楽しいし勉強になるに決まっているのに、何故か〝神様〟には逆らえないと思ってしまうのである。会社も同じで、上意下達という一種の思い込みの習慣的社会システムが成り立っているのだと感じる。自分を含め、多くの人たちはこのような社会システムとしての方針の元で働くことは重要であり、会社のため個人のため、この国のためでもあるので、まるで奉仕するのが美徳であると思い込んでいたのかもしれない。少しだけでも本音で考えたり話したりしてみると、これらは幻想そのものに見えるのである。

何かの講演で聞いたことがあるが、一流会社経営者の働き方は寝る間も惜しんで働くなど尋常ではない程の努力によって成り立っているとのこと。それ程働くのか？と思った所に、それに見合う給料は一生かかっても使いきれない程のとんでもない高額であるというのである。一般の労働者は死ぬ気で働いても給料はそれ程ではない。大変な金額が得られるなら寝ないで頑張ることが出来るのか自分に問いかけてみるが、寝ないで働くことも想像できず大金も手にしたことがなく実感はないままであり、やはり承知出来ないままで終わる。

若い頃に診た高校生の患者がいるが、彼にとって、医療はどれほど患者のことを真剣に考えてくれているのかを気にする方であった。ある時の質問で「先生はご自分の子どもさんが、今、病気か事故かで大変になったと連絡が入ったとしたらどうしますか？僕をどうしますか？」というのである。多少は考えたが、すぐに「当然、今すぐ家に帰るよ。あなたのことは放ってね」と返答した。彼は、本当にほっとした顔をして「よかった」と言ったのである。現実として医者が自分の家庭や子どもを放置しても患者のことを優先できるのかという問いかけだったのであるが、実際の場面では家庭や子どもを放ったまま病院の仕事を優先する場合は少なくないのが実情ではある。しかし、この患者の問いかけは、本質的に医者も自分の生活がありそれが保たれているという正常性を聞きたかったのであり、そっちは何もないような嘘っぱちの言い方は嫌だと主張していたのであろう。娘が小学校四～五年生の時だったか、熱を出してしまい自宅で寝ているのに適当な薬を飲ませて病院へ戻ったことがあったが、よほど苦しかったのか「本当のお医者さんに診てもらいたい」と妻に訴えたと後で聞いて反省したことがあった。職場も家庭も大事と思っているのが本当の気持ちなのに難しいものである。これでは、自分が一番ピンときていないのかもしれない。

妙なこだわりから抜けるのに要した時間

自分の話である。医者としての在り方を植え付けられて三十代で一人前ということになったのだが、それはひたすら働くことと同じことだった。総合病院の精神科科長としての忙しい日々の中で、痛風発作になり右足首が腫れ、あまりの痛さで入院となったことがある。日ごろの不摂生もあり、経験したことのない痛みでベットでのたうち回っていたのだが、ベットサイドには電話が置かれ、病棟からは日中夜中も関係なしに切れ目なく指示を要求する電話があり、休む暇が全くない数日になったのである。これ程痛くて動けないのに全く頓着なしの病院職員と患者たち、内心の怒りが頂点に達した時に治療が奏効し退院したのだが、他人のことは誰も実感がないのだとつくづく思ったものである。

そんな中で常に頭から離れないテーマは、病気治療ということだけでなく「人が生きる」とは何かということだった。病院では、日常的に必ず人の死を経験するので逃れられない課題だったのである。その頃に、妻の父親、自分の父親との別れを経験したことから、終末医療の問題と自分の生き方を考えることが重なっている。

妻の父は、私たちが結婚した時は既に肝臓がんの末期で、結婚直後に大学病院に入院、手術も不可能とのこと、二ヶ月で亡くなった。まだ六十二歳だった。その間、何もしてやることもできず、看病している妻とその母を見ているのがやっとで、自分はなり立ての医者として冷静にと言い聞かせていた為なのか、肉親の死ということに切実な実感があったとはいえない。結局舅とはほとんど会話をしたことがないままであった。新婚二ヶ月で父親の葬式という妻の気持ちがどうだったのか、辛さ、悲しさは十分に判るのだが自分に何が出来るかも判らず、本当にどう理解したらよかったのかと今でも思う。自分の父の方は私が三十二歳の時前立腺がんで亡くなった。六十八年の人生だった。丁度娘の一歳の誕生日の日で、娘は誕生日が祖父の命日となる。当時は緩和ケアが十分でなく、骨転移のため末期のがん特有の激しい痛みに苛まれ、我慢強い父もついに「この痛み、何とかならんか」と訴えたほどだった。この時も自分は医者としての姿勢を保ったままで、主治医と一緒に議論し相談しながら病気の経過を冷静に見ていたというか、病気の経過が想像できるだけに手を出せずにいたというのが本当で、医者である面目を保つのに必死だったのだと今では判る。

自分が五十七歳の時、妻の母親と自分の母親がほぼ同時進行で二週間違いで亡くなった。肺がんと胆管がんで二人とも八十六歳、同じ年齢だった。父親たちの死から二十五年を経て、自分が医者であることを意識しない、必要としないというか役にたたないことを知った。姑はホスピス入所だったが、そこは治療するというより緩和ケアをするところなので医者としての役割はなく、看護師らの接し方を感心して見ていただけで、付き添った妻のほうが大変だったと思う。姑は、脊椎カリエスで十年もの闘病生活、片方の腎臓を切除し、胃がんの手術、軽い脳梗塞、そして最後は肺がんと、多くの病気を経験してきた人だった。病気のプロで、自分の病気を観察し何故苦しいのかを解明したいような病人だった。ホスピス入所なのに病と闘う姿勢であり、決して負けていないまま逝った人である。

反対に私の母は、丈夫で病気したことがなかったので、健康保険がもったいないというような人だったが、胆管癌になり最後はあっという間だった。十一月に入院するも手術不可能とのこと、一旦退院後、翌年の四月十六日に入院し五月五日に亡くなるという短期間の入院で、子ども孝行の親だった。兄夫婦と暮らしていたが、入院前日の夕食も作っていたという人である。入院中の面会時に「夜中に人が死ぬと看護師さんらがバタバタするので誰が亡くなったか気になる。自分の時は迷惑かけたくないので静かにきてほしいと師長さんにお願いしてくれ」と言った。他人へのサービス満点の生き方をした人だと思っている。

この母親たちと父親たちの違いは歴然で、それは、母たちは、見事に最期まで好奇心を持ち続けたということであり、それは病気療養中も元気な生活中と全く変わりなかったということである。父たちは、二人とも生真面目で、正義を大事にするタイプであり、自分の楽しみを持つなど考えてもいない、昔の武士のような人たちだったので、私も自分から接近するなど考えもしないでいたと思う。

母たちは、自分の人生を充実させるというか楽しむ術を心得ていて、強烈に世界が広がる人たちだったといえる。姑は一人で詩吟や書道を趣味とし、孫に会いに行くために一人でアメリカに行ったりするような人だったし、母も和歌と裁縫が趣味で、取材旅行と称して出かけるなどの趣味人といえる。そういう人たちを前にすると、病気かどうかではなく、子どもとして接するしか方法がないという当たり前のことがわかったということなのだが、そのことを理解するのに二十五年もかかったことになる。母とは病室で、昔の思い出ばかり話した、というか自分が知らない昔の問題児ぶりを思い出す羽目になり「そんなにひどかった?」と聞いたりしたものだった。このように大人になり医者になってみても、医者であることにこだわっていた未熟な自分に気づくのに多大な時間を要したことを考えると恥ずかしい思いとなる。現在は診療所を閉じ、医療活動は全くしていないのだが、頭の中で医師的思考は繰り返されて、緊急性は何もないのに不安が先行したりするのである。今は自分を中心にどう生きていくかを考えればいいだけだと言い聞かせているが、職業とはいえ自分の役目というべきこだわりから抜けるのには時間がかかりそうである。

生きることの意味を考えると、好奇心が最も重要な鍵だろうと思う。好奇心は自分の世界を広げる作業であり、執着したこだわりである「視野狭窄」を脱することができる手段である。その上で実感を得て生きていけば、今が自分の人生だとつくづく思うことになると思う。斎藤明美の「最後の日本人」という本に、俳優の緒方拳の言葉が載っていた。「汗水垂らして、身上削って、生き死にが懸かっているような仕事をしたい」と笑顔で語ったというのである。この「仕事」の所を人生と置き換えてみると、母たちは病気をしても毎日が精一杯の、生き生きした人生を送っていたんだと思えるのである。

曹洞宗の道元の書、正法眼蔵の〝生死〟の項に「生は生の（一時の＝ひととき）位にして、死（滅）もまた（同じように）死の位なり」というのがある。生より死に移るというのは誤りであるという記載である。浅薄な解釈で恐縮であるが、誰も死んだ経験を語ることは出来ないのは明らかであり、死を語るとは、生きている人がいうところの「死」であり、本当の「死」は誰にも判らないのである。そう考えると人間は「生きっぱなし」の存在ということになるということだと感じる。正岡子規も病牀六尺の中で「禅宗の悟りとはいかなる場合でも平気で死ねることと思っていたが、それは間違いで悟りといふことは如何なる場合でも平気で生きている事である」

と死の直前に書いている。要するに人は生きっぱなしであり、それならば十分生き生きした方が良いと信じることが健康の源だと思うのがいい。ある時期、人の〝生き死に〟が気になって、ひたすら表題に「死」という言葉がついている本を集めて読んだことがあったが、結局は判らずじまいで、この二人のように生きっぱなしでいくしかないし、何もしなくても寿命がくれば死ぬだけと思うようにはなっている。

多彩な考え方が余裕を生む

長いこと診療していると、様々な考え方や生き方を持つ人たちと会うことがある。外来で出会った人たちは、年齢もまちまち、育った環境も仕事もそれぞれであり、思想や宗教も違っていて、家族構成も違うというように、毎日が実に多彩というか変化の多い対人関係を経験することになった。狭い診察室ですらそのような経験となるのだから、世の中に所属している人々は更に多彩な存在であり、見た目の違いは勿論のこと能力や得意不得意も様々で、また日常は目立たなくてもある時期に力を発揮したり、一人で行う方が力を出せる人や集団行動が得意な人など、様々な人たちがいるのが当然ということになる。現実には社会や会社は多くの関係者の協力体制で成り立っていると考えると、日常生活はワークシェアリング（労働者が労働を分け合うこと）の状態にあると考えた方がわかりやすい。本来のワークシェアリングとは雇用機会、労働時間、賃金の要素を組み合わせて一定の雇用量を多くの労働者の間で分かち合うことを意味し、雇用を維持すること、雇用を生み出すこと、多様な雇用に対応することなどが可能となると考えられているのに、何故か日本では定着していないようではある。

少し昔のことだが、安い労働力を求めて海外シフトをとる会社が増えていった時代がある。それは同時にこの国に失業者と非正規雇用者を増やすことになったのだが、残された少ない社員は逆に過酷な労働を強いられることになったのである。普通に考えれば、皆が働くことで労働時間を短縮し残業はなくなり、副業を認める場合もありで、その分家族との時間が増えるので給料は少し我慢するか、となるのだが、そうはならなかった。会社は進出した国の給与水準が上がると更に別の安い労働力を求めるという節操のない話を聞いたことがあった。会社は生き延びて国は亡ぶということになるイメージを持ったものである。同じような発想でワークシェアできない例がある。人通りも途絶えてシャッター通りとなった町でも商店はそれぞれの駐車場を持っているが、その店での買い物の場合のみ駐車料金は無料というのが一般的である。つまり、同じ町内の別の店で買い物をした場合、他所の駐車場に入れることはできにくいということである。これも考えれば自明のことと思うが、何処の駐車場にいれても無料にしておけば、その町内は賑わうに違いないのである。自分の店で買い物してもらわなくても、賑わうことでいずれは皆が潤うと思うのがシェアの考えだと思う。商店が店を閉めてしまい街に活気が見られなくなった状況だが、少し考えてみたら、それぞれのお店の家賃を無料にして誰かに貸せばいいように思う。若者らが起業し商売を始め、何年か後、儲かったらきちんと家賃を支払う契約をすればいい。家賃がタダで事業が出来るとわかれば、人は集まるし活気もでてくると思う。固定資産税を払っているし、自分のテリトリーに他人は入れたくないと考える人もいるのは判るが、何もしなくてもマイナスにはなっているので、せめて0基点に戻すのは世間とのシェアになると思うのだが。

日常の労働も当然ながら、医者から見ると病気の治療をしながら働くことは、「明日は我が身」「他人事ではない」という意味で「精神的なワークシェア」として成り立っているのではないかと考える。そのような見方をしていくと、自分は他人に迷惑をかけることもあるが、他人のために何かを援助してやれる存在でもあるという当たり前の結論になる。自然にそう考えられる風土であれば、世の中で能力の差を問題視したり、病気したら使えないと言われたり、失敗したらお終いだという烙印を押したりするような、思い込みやこだわりへの執着は少なくなると考えていいと思う。

例えば、がん死亡率、脳卒中死亡率、最近は少し下がってはいるが自殺率など、実に精神的に楽しくない話題だが、自分のこととして実感を持つ人はあまり多くないと思う。新聞やテレビの病気予防の報道を見て、心配のあまりすぐ検診に駆け付けたりはしない。新型コロナ感染症についても自分のこととしての実感はどうなのか。政府のいう緊急事態宣言下にあっても、時間内に酒を飲まないと大変とばかりに焦って居酒屋に向かって走ったり、店に入れないと路上飲みと称する人たちのニュースをテレビで見ることがあり、どう感じての行動なのか判らなくなってくる。緊急事態とは古い日本人には戦時下の印象と重なり、空襲警報下で防空壕に逃げるというのは大げさではあるが大変なことになったと思うはずなのに、最近の人には緊急事態が実感を持って伝わっていないということになる。コロナ禍に対して、テレビやネットで若者が「家にいるのはもう我慢できない」と言うのを聞いても妙な気分になり、自分の家というのは我慢している所なのかと思ってしまう。こだわっていないのか、逆に妙なこだわりの中にあるのかも不明である。

世界各地で戦争が絶えない状況があるが、自国が攻められたらどうするのかの問いに「誰かが何とかしてくれる」と思っているのと同じかもしれない。

自殺予防問題では、それに対する運動の成果で、今では社会あるいは住民全体で普通に自殺予防とかうつ病予防などの言葉が使われるようになっており、これなどは、自分にとって距離感が近くなった例といえる。自殺でもがんでも脳卒中でも、あるいは新型コロナ感染でも、自分か自分の家族や親族などの身近な人に起きていないと強く実感することが少ないのは当然なのかもしれない。特に世の中のメンタルヘルスはとなると、身近な問題と感じる人はもっと少ない。しかし、現代人の生活が余裕のない時代なのかもしれないが、身体疾患と同じように社会の方から迫ってくる〝メンタルヘルスは重要である〟という課題への思い込みやこだわりは、世の中には身近に存在するのである。

世の中で、特に職場のメンタルヘルスを考えるキーワードはストレスである。ストレスとは簡単には「刺激を受けた時に生じる身体や心の反応」と定義されており、この刺激をストレッサーという。誰でも知っていると思うが、ストレッサーは物理的要因（寒さ、暑さ、騒音、匂い、職場環境など）、科学的要因（化学物質・薬物、空気、アルコール、タバコ、埃など）、生物学的要因（細菌、ウイルス、カビ、花粉など）、心理学的要因（不安、焦り、怒り、苛立ち、緊張など）などである。更に、社会的要因、生理的要因を加えることもあるのだが、現在ではストレスとは「心に与える悪い影響」の意味で使うようになっている。しかし、「ストレス」という言葉は現在では次第に曖昧になっており、以前は心身症という病名として有名だったのが、今では精神科診断としてそのままは使われてはいない（身体疾患に影響を与えている心理的要因という言い方は残っている）。精神医学や心理学では葛藤や悩み、欲求不満、防衛など厳密な言い方が一般的だが、職場のメンタルヘルスという活動の中では、「ストレス」が全てを含んでいるかのように使われ、どうやら使い易いということらしいのだが、あまり好きな使い方ではない。

労働ストレスによって引き起こされる問題は、健康被害、企業の経済的損失、企業の安全配慮義務、顧客満足度の低下などであるとされているが、身体の疲労と精神的な疲労の両方が働く人達の健康や仕事に大きな影響を与えるとされている。その結果、職場のメンタルヘルスの中心にどうしてもストレスを置く事になり、心身症、うつ病、神経症、時にはその他の精神疾患までがストレス関連の病気とされるようになっている。「ストレス」という場合、心身の安全を脅かす環境や刺激であり、その結果として起こる心身の状態という考え方をする程度でいいと思うのだが、実感としてはどうだろうか。

兼務で十五年働いた産業保健総合支援センター時代、「職場のストレス解消」がよく話題になっていたことがあり、あまりにも簡単に「ストレスで説明できる」を使うので、天邪鬼な気持ちから妙なことを考えて調査研究したことがある。それはストレス解消とその逆効果である。現代社会においてストレスを感じそのため疲労を感じる人は国民の半分以上だという調査があるので、ストレスによる疲労は心身の活動が限界に近いことを教えるサインで、ストレスを解消し疲れを回復するために人は様々な行動をとるに違いないと考える。どの方法でもそれなりに効果はあるとは思うが、ちょっと捻くれて考えてみると、ストレス解消のための行動が逆にストレスを増してしまうこともあるのではないかと思ったのである。結果、産業保健推進センター（当時の名称）が行った調査では、人は様々な種類のストレス対処法をとることで、どうにか健康を保っていることは想像通りだったが、予想した代表的な方法には逆効果が潜んでいることは確かにあるはずと想像していたのに、意外に少ないことが判ったのである。

調査前に想像した逆効果の例は、「休暇をとる」と「仕事がたまっていた、給料がさがった」となったり「周囲の人に相談する」と「言いふらされたり怒られた」とか「寝るのが一番」「運動やスポーツをする・散歩やハイキング」などには「疲れた、腰を痛めた」ということがあったりするのではないかということである。では「旅行や温泉・買い物で気ばらし・酒飲み」だったら「金がかかった、借金した、体調こわした」となり、まるで「ギャンブル」などと同じ結果になったりするのでないか。他にも「ペットと遊ぶ・音楽・カラオケ・テレビ・食べる・パソコンやインターネット・メール・愚痴・好きなことをやる・風呂・一人になる・耐える・泣く・笑う」などもあるが、反対に負担が増えそうな想像もできると考えたのだった。つまり逆効果は「悩む方向」になってしまうということである。そのままでは寂しい結果になると思いながらの調査だったが、実際には「悩み」は少なく、日常生活ではほとんどの人たちが問題なく仕事や家庭生活を行っている。そこにはストレスがあることを前提にうまくつきあう知恵があることが判るし、ストレス解消策は一つではなくそれぞれの組み合わせで行っているというのが結論であった。「自分なりのストレス解消法」は、「遊び心が大切・楽しむ・人のためになることをする・

適当でいい・なりゆきにまかせる・余裕・ゆっくり」などの知恵であり、ストレスのない生活はなく、うまく発想を変えてみると、「悩む」のではなくいい方法を「考える」ことが出来るようになるという組み合わせで人は生きているらしい、となったのである。人は見事に多彩な発想法を駆使して生活していることが判る。

この調査のように一般の人たちが普通の生活を送っているのは、どこか余裕というか適当さの幅があることが健全なのだということになりそうである。健全さの指標は「それぞれのやり方（項目）が矛盾せずに存在していていい」と思える人たちが普通となる。それを悩みのレベルに押し上げてしまう思い込みやこだわりは、日常生活が安定している個人の問題ではなく、処理できない悩みや葛藤に遭遇するか、それを抱えこむか、あるいは職場環境の負担など世の中の問題なのではないかと考えられる。

二十年間に二十四回診断書作成

少し安心する話である。四十代から六十代まで通院した方の例である。うつ病の診断で、この間毎年のように春か秋あるいはその両方の時期にうつ状態となって、短期間ではあったが休職をすることになった方である。発病は大学生時代であり、通院もその頃から続いているので自分の病気についての知識は十分持ち合わせていて、どの様な経過をとるかも知っている方だった。しかし、職場ではどう評価されているかが重要なのだが、意外なことに診断書提出で休職ができて軽快すると普通に仕事に復帰するというやり方を二十年も続けたのである。それは社長以下、同僚も含め病気理解があったこともあるが、彼が優秀だったこともある。診療の場面での合言葉も定年までとにかくやっていこうというもので、それは叶うこととなった。彼は、自分の状態の変化を見ながら「そろそろ危ないです」と受診してくるので、早めの治療が奏効するのであった。これも一種のルールというかこだわりとも言えるが、周囲の理解があってのことであり彼のこだわりを平気（本当に平気だったかどうかは知らないが）で受け止める人たちがいたということでもある。無事定年退職したが、その二年後、肺がんで亡くなったと後で聞かされた。彼の病気は若い時からのもので、就労した時からその問題を会社に説明していたとのことである。それを理解してくれる職場というと綺麗ごとに聞こえるが、当然批判的な同僚も居たに違いなく、そのことで悩むこともあった。彼は、「今回はノイローゼ発病です」と対人関係や仕事の悩みの負担を話すこともあり、全く誘因要素がない時には「いつもの病気」として受診するのであった。この状況が何となく許されていたことが重要で、この適当さは彼の日常の真面目さや几帳面さのたまものであったと考えられる。つまり、普段は問題がないと皆が認識できていることが大事なのだと思う。

昔、大学病院時代に教授から言われたことを思い出す。てんかんの患者さんが発作を起こすことについて、発作の時は当然意識障害となるのだが、一回の発作は数分程度のことが多いので、「三百六十五日が一年としたら健康な時間はどれだけある？」と言われたのである。一年に一回の発作なら三百六十四日と二十三時間五十五分が健康であるということ、二回の発作でも十分のみ問題になるだけではないかと問いかけられたのであった。子どもの患者に何が最も必要かを問うた時、教授は普通に「学校の勉強を頑張らせること」と言った。病気を見るのでなくその子の人生に焦点を当てるという考え方だった。

メンタルヘルスのテーマは身近であり多いものだと思っている。例えば、職場のメンタルヘルスのテーマは大変多彩であるのが特徴で、精神的に健康である職場にするというのは国家的課題といってもいいくらいなのに、メンタルヘルス不調という言葉をスローガンのように使うのは、それが問題であるという偏見を示していると言えそうである。昔はメンタルヘルスを精神衛生と言っており、精神障害（疾患）（うつ病などの気分障害、統合失調症、不安障害、適応障害、アルコール症、発達障害など）への対応がテーマとなっており、職場や社会との関連でとらえられてはいなかった。次第にその範囲が広がって精神保健という考え方となり、職場におけるメンタル不調が取り上げられることで、職場の人間関係、仕事の量的質的問題が大事な課題となった。更に身体の病気から生じる精神状態（癌の診断や治療でのうつ状態、心臓病や糖尿病などへの精神的悩み、健康診断での異常値への心配など)、個人の生活の問題(家族の病気、家族内の問題、夫婦関係、子育て、借金など)も含むことになってきた。会社での出来事も、欠勤、遅刻、早退、仕事の能率低下や事故、昇格や降格、転勤や異動、上司や同僚との人間関係、転職や退職等々と広がり、これら全てがメンタルヘルスと関係している。要するに、メンタルヘルスのテーマは人の営み全体となっているということになったのである。

本来のメンタルヘルスとは、人の生き方や在り方もテーマになると考えると、病気や不調のことではなく、仕事を通じてどう生きるか、人生の幸せとは何かなどということになり、誰もが決して逃れられない基本的課題のことであると考えるしかないことになる。

医療が病気に執着し、そればかりに囚われてしまうと見逃すものも出てくることがある。昔、病院時代に整形外科の若い医師から電話があり、緊急で診察を要請されたことがある。患者は四十代の男性の方だったが、かなりの興奮で誰も相手に出来ないというものであった。数日前に右足切断という大手術を行ったばかりであり、この手術のおかげで彼は助かったので、医療としては成功したといえる。何とか時間をかけ話を聴くことができたのだが、彼の職業は大型ダンプの運転手で、しかも入院の少し前にやっと長女が生まれたばかりというのである。この日、回診してきた若い医師が丁寧に診察した後で、「手術は大成功です。これで安心できます」と言ったのである。そこからしばらくして彼の興奮が始まっている。考えれば判ることだが、彼は運転出来ないわけで、今後幼い我が子を育てるのに何が出来るのかも検討がつかないのである。どこに「安心」があるというのか、彼の怒りは頂点に達したのだった。手術がうまくいったという安堵感を持つ医師の気持ちもわかるが、これでは病気を見ているだけで彼という人間の営みを無視しているというしかないのである。

高血圧を悩む

中年の男性である。仕事の忙しさからの疲れと寝不足で内科を受診したときのことである。その時、血圧を測定した所、収縮期血圧が一八〇以上あったという。医師は、多分冗談のつもりとは思うが「よく生きていられたね」といい、看護師からは「こんなんでは、脳卒中になっちゃうよ」と言われ、少し安静にしてから帰るように指示されたそうである。彼は帰宅後、首が絞めつけられ、頭痛、動悸、肩こりなどの症状が出て救急外来受診となった。そこでも高血圧が指摘され薬が必要となったのだが、出勤しても仕事が手に付かず一日に何回も血圧測定ばかりするようになってしまった。職場の保健師が心配し紹介してくれたのだが、ベットに休んでもらい、しばらく世間話をしてから血圧を測定すると正常値になっているのである。いわゆる病院恐怖であり白衣高血圧と呼ばれるものではあるが、こんなにも血圧を心配するには事情があるのではと考えてしまうのが精神科である。ベッドに横になると少しずつ話が出来るようになったが、実は、一人息子が受験生であり、しかも母親にべったりで、彼は家で無視されていることが多いという内容であった。丁度、実家の父親の調子が悪く同居を求められているのだが、妻は承知しないままになっており、うわさでは転勤対象となっているらしく、その話をしたところ、妻からは当然単身赴任でと宣言されていたことも判ったのである。

会社では信頼されており、大きな仕事のチームリーダーという責任ある仕事状況にあった。部下達からの要求が多く、他人と揉めることが出来ない性格のため皆の要求に答える必要があると悩み、上司からは自分の考えをもっと主張しろと言われていた。上司と部下の間のいわゆるサンドイッチ状態にあったと考えられる。その苦労や疲労を解決する術が会社にも家にもない状態となっていたのである。単純に「ストレスですね」で解決するはずがないのは明らかであるし、温和で受身的な性格もすぐに変わることもありえない。つまり、回答を提示したからといって症状が無くなることはないのである。彼は自分の苦境を判ってほしいのであり、家族や職場でも「大変さ」を理解してほしいのである。

不安は基本的には誰もが持っている精神状態の一つである。人間は生まれるときに狭い産道を抜けてこの世に登場するが、産声は多分「苦しかった」「死ぬとこだった」と呼吸をするのではないかという考え方があるそうである。生まれながらに不安を持っているのであり、生きていく中では、誰しも一歩先を知る手立てを持っていないのである。次の瞬間何が起こるか判らない世界で生きているのである。空気中に何か危険物質が？食事で中毒や癌になる要素が？巨大隕石の接近は？外出での事故の可能性は？流行の病気感染は？近い将来の地震は？戦争始まる可能性は？自分の癌、心臓発作、脳卒中の可能性は？など、考えればきりがない想像ができる。つまり、不安は意識したら生活全てに関わっているともいえる。では、不安解消はどうするのか？それは無理な相談である。このように考えて考案された方法に森田正馬の森田療法（一九一九年頃に考案）がある。これは西洋式治療のように不安そのものを消そうとするのではなくそのまま受け入れること、つまり「あるがままに」ということで「不安にとらわれるという悪循環」から逃れ、今出来る事を行い自然治癒力を信じるという考え方である。ありのままという概念は禅的であると言われるし、自分のとらわれからの脱出に別の考え方に気づくという意味では認知療法的な側面があるともいえる。

「墓場の幽霊」というたとえ話がある。不安は逃げようとすると追いかけてくるという特徴があることを指している。「夜中に一人で墓参りへ出かけると向こうの方にほのかな白い物がふわふわと見えるではないか、幽霊か？と慌てて逃げるのだが後ろから延々と追いかけてくる、逃れられない、もう駄目だ！」というのが不安である。しかし、その話を聞いた勇気ある人が、同じように墓へでかけるが、やはり向こうにはふわふわとした白いものが見えるではないか、そこで「何者か確かめてやろう」と近づいてみると、何と洗濯物の白いシーツが木からぶら下がっていただけだった。これが逃げるか挑戦して近づくかの違いとなる。幽霊を捕まえて見世物にして儲けると考え、探検に出かけるような考えになるともっと面白いが、嘘と知りつつ観客を喜ばせるための企画などで、びっくりして見せるなどはマスコミ的発想である。

実際の外来では診断としての不安障害やパニック障害へ薬物を使用することも多いのだが、一番の対応は不安の大本が生き方にあり、狭い思いにとらわれていることを理解した上で、診察場面ではとにかく安心して話すでも笑うでも泣くでもいいので、一緒に悩み考える相手として目の前に存在することかと思う。自分の不安をそのままにしたらどうなるのか、今どうなっているのかを考えると、別にどうにもなっていないことに気が付くはずである。つまり、どんなに不安があっても目の前に答えは出ていることになる。要は開き直ってしまえばそれだけのこと、不安のまま生活できるということになる。前に説明した幽霊探しのように、どこまで不安になるものかともっと追及してみたらそれ程でもないという結論が出るということである。外来では、少なくとも帰りには笑顔が出てくれれば、を目標にするのが正しい対応かと思う。

この例の場合は、自分の状態を家族にも職場にも話す決心をしたのが転機になった。会社では、彼が人一倍苦労し頑張っていたことを上司らは理解しており、彼の負担を軽くするため仕事の分担を考えてくれたのであった。家族の方は、息子が一番の理解者だったことを発見、息子は「自分は一人で何とかやれると思うし受験に成功すれば家をでていくのだから、母さんはお祖父ちゃんを大事にしないと駄目だよ」と言ったのだった。彼は、それを聞いただけで元気になったとのことである。

高血圧に救いを求める

ある会社で管理職となっている五十代の女性、夫と二人暮らしである。高血圧で通院していた内科に風邪で受診した時、彼女が長年不安でたまらない生活だと訴えたために紹介されてきたものである。彼女の不安の理由は、二人姉妹の長女なのに結婚して家を出てしまったことを妹に責め続けられての二十五年だったというのである。ある日、母親を心配して電話したところ、母親は「私は多分癌でもう長いことないと思う。でも心配は無用だから、あんたは他所の人だから」と言われたのである。この日以来、自分の知らないうちに母親が死んでしまって妹や親戚から責められている自分を想像してしまい、緊張の日々となったのである。夫にそれを相談したが、夫は「そんなこと考える方が変、ほっとけ」というので、何と冷たい人かとしか思えなくなったのだという。当然、仕事にも身が入らず悩むことになってしまった。彼女は幼少時から優秀な子どもで父親の期待が大きく、そのため母親も妹も彼女を特別扱いしてきたという事情があった。大学卒業後に就職し、仕事でもその才能を認められ順調な生活だったといえる。妹は一度結婚するも離婚し、父親が亡くなったことから実家で母親と生活することになっていたのだが、「姉さんは自由でいいわね」というのが口癖で、母親も同じような言い方だったという。彼女の言い分では、自分の努力のおかげで今の地位があるという自負心があり、しかも家庭生活もきちんとこなしており夫との生活でも不自由をかけるようなことはなかったと思っているのである。内心では妹が実家にいるので親のことは安心して任せられると思っていたのは事実であり、そこは申し訳ないとの思いがあるのは確かであると考えている。ある程度自責的な思いとなっていたが、それがこれほどまでに責められることなのかという腹立ちもあるという。

この例から学ぶことは実に多い。このような身体疾患と精神症状はコンビとなって現れることがあるが、ほとんどの場合はその人の生活と関係しているものである。この例では彼女は一生懸命な生活をしてきた真面目人間である。仕事も家庭もきちんとこなし、実家の母親のことも内心ではあるものの心配しており何かあれば行動するつもりでいたし、妹にも感謝しているのも事実である。しかし、現実にはそれらの気持ちが伝わっていないと気づかされた時、激しい孤独感に苛まれたのである。彼女はその後仕事に集中することで成果をあげ会社内での評価が上がったのであるが、実家との距離が遠のいたと語った。

職場をテーマに考えてみると、現実的に病気を治療しながら仕事をするという方法を用意しておく必要があり、彼女の場合はそれが認められた例である。世の中の全員が病気もなくたくましいとはかぎらないわけで、実際健康診断では五～六割の人が何らかの異常値を持つことが知られている。病気治療と仕事については会社の配慮が必要であると知っておくのがいい。しかし、彼女が背負ってきた家の事情は決して消えることがないのも事実である。会社と家庭を切り離して考えることは簡単ではないし、自分の存在を意識する場合はそれら全てを引き受けるしかないのである。彼女のように実家を考えないようにして仕事に打ち込むとしても、決して母親や妹のことは頭から離れないわけで、今後どうなるかの想像から不安が沸き起こってくるのであろう。彼女がこの囚われ方をしているのは、全てを自分一人で判断し解決策を見いだそうとしているためと判る。目の前の夫にも会社の上司や友人にも相談したことがない。そのため生じた慢性の緊張感を緩める手立てを持っていない状態と考えられる。人は自分の気持ちをどう発露するかで助けを見いだすことを知ることになるのだが、彼女の場合はまさに孤軍奮闘状態であった。真剣に努力しているのに何も解決せず、もやもや感だけが残るのである。しかも側に居る夫をはじめ誰も彼女が辛いと悩んでいることすら判っていないのである。病気になる、病気でいるしか方法がなかったとも考えられるが、彼女は誰にも自分の弱みを見せることが出来ない事に気づいてはいないのである。母親への電話でも「心配している」とは言わないし、妹にも「負担かけて悪いね。申し訳ないね」とは言っていないないし、夫に対しても「実家がこんな状況になっている。どうしたものか」と協力を願う事もしていないのである。彼女の自尊心かと思う。その分会社での成果が大きかったともいえそうだが、ここに自分の内部での対立構造があることを知る必要がありそうである。

身体のたくましさとメンタルヘルス

七十代の男性が内科から紹介されて受診した時の話である。彼は極端な疲れ易さが症状で、そのため内科やその他の科を受診し様々な検査を行うもののどこにも異常が見つからず、医者は首を傾げるのみというのである。困った知りあいの内科医から紹介されてきたのだが、当人は自分が精神科を紹介されたこと自体が不満であり、診察を受けたいとか治療対象だとは思っていないのは明らかだったので、とりあえずは生活全般について聞くことにした。その中で判ったことは、彼は毎日の日課としてランニングを行っており、それが自分の健康の元になっていると主張するのである。それなのにこの疲れは何か病気があるはずなのに、判らないとは不思議だし医療に不信感を持つという。聞いていての素直な感想として「この年齢で毎日走っているとしたら疲れるのは当然有りと思う」と言った所、彼は激怒し「健康のためにやっているのを否定するとは何ということか」と帰ってしまったのである。失敗したかとは思ったが、しかたないと過ごした数週間後に突然電話があった。例の彼でありその内容は「お陰様で元気になりました。実はランニング中に転んで足を骨折し今入院中です。ところが入院し十日もしないのに、例の疲れが全くなくなったのです。やっぱり走って疲れていたんですね」というのである。要するに骨折で走れなくなり身体が休まったということを知り、連続の運動は年齢的に無理していたということに気づいたのである。

健康になるため、丈夫でたくましくなるため、鍛えることはいいことであるという思い込みについて考えてみる。その代表ともいえるのは鍛え抜かれた特別な人たちの活躍、活動の最高の舞台であるオリンピック、パラリンピック、あるいは大きな大会を想像してみたい。オリンピズムの憲章にある根本原則には、「オリンピズムは人生哲学であり、肉体と意志と知性の資質を高めて融合させた、均衡のとれた総体としての人間を目指す、スポーツを文化や教育と融合させ、努力のうちに見出される喜び、よい手本となる教育的価値、普遍的・基本的・倫理的諸原則の尊重などに基づいた生き方の創造であるなど、普遍的なテーマである」と書かれており、生き方の創造であるとされる。スポーツを行うことは有意義なことではあるが、決して身体的にだけ優れた人間を目指しているのではないことを示した内容である。現実にはテレビなどで見るオリンピック選手たちの活動に感動しながら、彼らは肉体的に特別な人たちであると感じてしまう。特殊な人たちという言い方でもいいと思うが、普通の肉体やもしかしたら精神力には見えなかったということである。パラリンピックの選手たちを見ても、その障害より肉体の鍛え方や活動の凄さに目を奪われてしまうし尊敬に値する。しかし、鍛えられたスポーツ選手は全員が身体的、精神的に健康なのかには問題となる例があるのは確かで、最高の位置に到達したとしても一生続くというわけではないのも判る。現役の時からケガとの闘いだったり、病気になる人がいたり、引退してから大病となる人もいるし、メンタルヘルス的な問題は結構話題になったりする。勝つためのドーピング問題だったり、マラソン選手の練習し過ぎによる疲労骨折とか、体操選手の拒食症などである。鍛えに鍛えたお相撲さんは満身創痍で三十代が限界で引退することとなり、そして「年寄株」を手に入れる人もいるが、その年で年寄り？なのかと思ってしまう。オリンピック憲章的にメンタルヘルスの考え方をすると、その人の人生に焦点を当て、営み全体を見わたすことができる視点が重要ということである。つまり、スポーツ選手は自分自身への課題を運動能力や記録挑戦だけでなく、人格形成として何を学んでいくのか、あるいは、スポーツを通じて自分の生き方の理想や将来構想をどう得ていくのか、そして指導者あるいは社会人として何をなすべきかなどを獲得できたことを発信して、初めて社会に寄与するのである。

もう一つの考え方は、人も会社も外から与えられた制度や圧力に囲まれているという考え方である。スポーツ選手やプロのアスリートは、自分一人で練習し記録を出すということは現代ではほとんどあり得ない。指導者としての監督、コーチやトレーナーなどチーム全体の支えがあり、練習場所が確保され、経済的支援があって試合や記録に挑戦できると考えるのが普通の理解である。アマチュアでも国民体育大会や高校野球の甲子園などの毎年のイベントのように、いつの間にか全体がその方向に向かっている状況があり、練習環境の程度や指導者のレベルで結果が決まるような時代とも言えそうである。日常生活でも、小学生のスポ少とか夏休みのラジオ体操でハンコをもらうのが当然とか、健康診断は義務だといった号令があり、街中にはトレーニングジムがあり、健康器具は家庭にも大量にあったりで、一億総健康ブームの掛け声の中に囲まれていることになる。

メンタルヘルスが重要であるとする国を挙げての活動として、毎年行われているストレスチェック制度の例がある。これは労働者が毎年受検し自分のストレス度を知ることと、会社や事業所のストレス度を測ることやメンタルヘルス対策の一次予防を進めるためのものである。大事な検査かもしれないが、毎年同じ質問の繰り返しを行っていると、回答者も慣れてきて自己評価を適当に作ることが出来るようになる気がする。本来は個人のストレス度の高さを知ることよりも、会社環境としてのストレス度を明らかにするのが目的と考える方が正しいと思う。しかし、会社本体のストレス度は実は経営そのものと密接であるといえるのである。

二〇一九年には労働施策総合推進法が改正され、パワハラやセクハラなどへの法的義務が制定された。過重労働対策、精神障害の労災保険制度（労災請求件数の増大）、復職支援、非正規雇用者の精神的健康、産業医のメンタルヘルスへの参加など多くの施策も示されている。このように一人ひとりの好き嫌いに関係なく、いつの間にかメンタルヘルス網の中にいるということになるが、あまり意識されているとは思えない。

更に、学問的、科学的な根拠の中にいるという考え方もできる。例えば、どの程度の人たちがメンタルヘルスの問題をかかえるものか考えてみる方法などで、世界中で知られている精神疾患の統計的な割合を当てはめてみる方法である。精神病である統合失調症は代表的なものだが、時代、民族や国別に関係なしに人口の約一％に発生するといわれている。同じように、うつ病は多くの種類があるが、代表的なものとしての大うつ病では、女性では一〇～二十五％、男性では五～十二％の発病率といわれている。アメリカの統計では、アルコール依存症は女性の三～五％、男性では一〇％が依存の状態であるという発表もあるくらいで、認知症となると六十五歳以上では数％位の発生率があり、軽度認知症は十五％にもなるという統計もある。まだまだ多くの病気がありきりがないが、精神障害が他人事にはなりえないことがわかる。このように自分の周囲を見渡してみると、逃れるすべはなく、自分あるいは家族、親戚、知り合いの誰かも関係しているようだと考えることがメンタルヘルスとの距離感が近くなるのではないかと考える。

つまり、身体を鍛えて健康になるとか、メンタルヘルスを保つための施策とかであっても、その時のスローガンで解決するものではなく、ある時期の活躍も大事ではあるが人生は続いていくのだから、自分の活動が一生を通じての生き方に結び付くと考えるのが誰もが納得できることかと思う。それを生むのが本当の身体的、精神的な鍛え方であり、要するに自分の生き方を得ることであると判ると、本物のたくましさを獲得したことになると思う。

差別と出勤拒否症候群

二十代後半の男性。職場の支店長と合わないとの訴えでの相談である。仕事中のある日のこと、初めての経験でありよく分からないこともあってウロウロしていた所に来た支店長が「邪魔だ！どけ！居なくていい」と言ったのである。彼は一生懸命仕事をしていたつもりであり、不満はあったものの言い返すことができないまま別室に待機して次の指示を待っていたのだが、しばらくしてから別の上司が来て「何している。早く仕事に戻れ」という。自分の机に戻ったところ例の支店長が「何しに来た」と怒鳴るので、彼は立ち往生してしまったのである。その日を境に出勤できなくなってしまったのである。

彼は決して精神的に気弱な人間ではなく、都会で勤めていた前の会社では実力派であり仕事をこなして信頼されていたそうである。実家の父親が病気になり大変な状況になったため帰省し、その看病を続けながら仕事するという孝行息子だったのだが、この会社では、この社員の人物像を想像する能力に欠けている上司だったのか、彼がもっと話すべきだったのか、いずれにしても上司らの見方一点でマイナス評価が生じてしまったのは問題である。それでも会社を休むことで問題が浮き彫りにされた効果があり解決に向かった例ではある。

職場はどこでも社風というか特有の風土を持っているものであるが、それが会社全体の思いこみやこだわりとなっていることに気づかずにいることが多い。社長が変わっただけで別の社風になるなどは珍しくもないことであるし、学校などでも校長が変わって全く方針が変わることもよくあると聞く。つまり、外枠からこだわりは作られることがあるということになる。

この例から学ぶことはパワハラと言っていいのだが、パワハラをやっている側では全く自分が問題の行為をしているとは思っていないことが多い。厚労省で示しているパワハラの類型は、身体的攻撃、精神的攻撃、人間関係からの切り離し、過大な要求、過小な要求、個の侵害（私的なことに立ち入る）などであり全ての職場にとっての課題であるとしている。家族関係でも上司部下の関係であっても誰が考えても当たり前の常識的意味で犯罪行為か悪徳事件なのに、それが現実にあるのは何故なのかと考えてしまう。それは職場環境や家庭など閉鎖空間に居るとそこが自分にとっての全世界になってしまうことが前提となっている。昔の家父長制度や我々古い医師が大学病院時代に働いてきた古い医局制度のような時代的な要素もあるのかもしれないが、その環境を普通と思っていたのを思い出す。

パワハラなどの定義や状態、それへの対処法などの研究は多いが、パワハラ（その他のハラスメントも含め）を行う側の問題点をあらためて考えてみる必要があると思っている。全く個人的意見ではあるが、人の自己愛の問題ではないかと考えている。原初的な自己愛はそもそも生まれたばかりの赤ちゃんから始まるが、赤ん坊は自分の一泣きで周囲を自分の思い通り動かすことが出来る。特に親は泣き声一つで「お腹すいた？」「おもらし？」「熱かしら？」などと必死に面倒をみるのである。そして、この自己中心的思考は次第に通じなくなる過程で自己愛的発想は削られていき情緒や人格が成長することになるが、それは相手の気持ちを想像できること、つまり思いやりが生じることになるのである。この原始的自己愛でなく、成長しても自己中心的発想は自己防衛のために様々な形で存在することになるが、普通は自尊心とか時には自己主張や勝気な部分だったり、一般的には見栄だったりすることになる。しかし、自己愛の極端例では自己愛人格として時には障害として存在することがある。この自己愛傾向は、自分を誇大的に見ていて他人に賞賛されたいと思っている特徴があり、自分が特別、あるいは独特であると信じている（特権意識）ので過剰に認められるべきと思っているし、対人関係でも特別視されたいし、相手をまるで道具のように使っても平気であり、結果として誰とも共感できないまま、尊大で傲慢な態度になるという特徴がある。そのような目で周囲を見ているので、ターゲットは相手の弱い雰囲気とか年下とか、あるいは見た目などという理由のない勝手な判断から相手を侮る方向が決定していることになる。自分を優位にするため相手を価値のない存在まで落とし込めるやり方をすることになるが、それなら自分が努力して尊敬される高見まで到達したらいいのにその方法は採らないし、多分出来ないので実は情けない存在なのである。相手を孤立化させるのはいじめの構造と同じであり、言葉や態度に反応して影響を受けた振る舞いをしてしまうと獲物になってしまうのである。

他人を責めるという構造も似ている発想があるように感じている。朝鮮人、中国人など外国人へのヘイトクライムやスピーチは、理論も理由も判らないまま、とにかく相手が悪いという主張である。有名人の秘密を暴露することも、まるで相手が駄目になることを想像し自分が優位に立ったと思っているようである。SNS上での誹謗中傷だったり、LGBTQに対する差別や攻撃だったりも同様で、多くの例を挙げることができる。いずれも狭い自分だけの正義を振りかざしているだけで何一つ客観的、科学的根拠を持った議論でないのは明らかである。社会には様々な人がいるだけであり、血液型で性格が判るなどという馬鹿らしい考えと同じで、国籍で人を差別できるはずはないし、性的な区別であっても、そもそも女性から男性までは対立の両側ではなく連続したものであり正規分布でとらえられるというのが科学的説明である。そもそも日本人のルーツでさえ、縄文人から弥生人へと単純な変わり方をしたはずはなく、古代朝鮮や中国からの知識や技術で大和朝廷が成立し、蝦夷を追いやりギリヤーク人（樺太）を放逐し、アイヌ、琉球人は純粋日本人としてしまうなど強引に純日本人を作り上げたが、遺伝子的には実は混血だらけで出来上がったのが我々である。どこの場面であっても優秀な人も適当な人も、優しい人も厳格な人も、好きになれる人も嫌いな人もいる。身体的特徴も様々であり、そのままそこには居るだけなのだから、一々人にラベルを貼る必要はないに決まっている。

そうは言っても、差別者とはとてもつきあうのが大変な相手と感じるが、それを防ぐ方法は、相手の言う事ややることに対して「あなたはそのように思うのですね」あるいは「そう考えているんですね」という理解と反応だけで終わらせることである。含みとしては「別に好きに考えたらいい」「私は違う」ということだが、それを言う必要はない。別に自分が信頼できない人とつきあう必要はないので、それ以外は無視するのが一番の方法といえるが、中々平気になれない時は、相手の言動は「単なる口癖で意味はない」と思う事が良いかもしれない。他人の話を聞くとき、内容が自分にとって辛いことでも信頼できる人の言葉は真剣に受け止めることが出来るものだが、あまり信頼関係を持てない相手からどんなに高い評価を受けたとしても、そのまま受け止めることはしないものである。

最後の手段は、全てを明らかにすることである。「○○さんが私にこんなことをしています」「言っています」と判るように示すのを繰り返すことである。上司、同僚、家庭、友人、警察、弁護士誰でもいいので全て明らかであると宣言するのがいいと思う。パワハラは犯罪であり戦うしかないと思ったら、一人では無理と判断したほうがいい。ここまで極端にとはいわないまでも、パワハラをやっても気づかない人たちは、実はこのような自己愛傾向に陥っているとみた方がよく、自分が問題を抱えているとは判っていないので、少し損してもらうのがいいと思っている。

問題は、被害者が相手からの攻撃に「もしかしたら自分に非があるのでは」と思い込んで自責的になり、我慢してしまうことが更なる攻撃を生むことである。有名な考え方に共依存ということがある。例えば、アルコール依存症の夫から被害を受けやっとの思いで離婚した人が何年かして再婚したとする。その再婚相手が前の夫とほとんど同じパターンであり、やはり二度目の夫の酒乱で苦しんでいるというように、同じ状況をあえて選んだかのように見えることがある。特定の相手との関係に過剰に依存するという意味になるが、人間関係に囚われること、それもいわば中毒といってよい。この場合は加害者も被害者も両方とも病的であるという見方を忘れてはならないし、思い込みから抜けることを治療的に行う必要がある。中国宋時代の禅僧で〝碧巌録〟で有名な圜悟克勤の語録にある禅語に「明歴々露堂々」とあり禅語としては「露」

あるいは「露堂々」という言い方をする。露は暴露の露であり、道元禅師のいう「明々たり白々たり白日晴天の露堂々」というように、全て明らかであるので隠しても無駄なことだという解釈ができるそうである。他人がぎょっとするような動画をＳＮＳに投稿し、それが問題になると慌てて謝るとか引き下がるなどの報道があったりする。他人を驚かせるため迷惑をかけているということになるが、自分が不特定多数の人々の前に裸で晒されているのに気づかないのだろうか。何時何処であっても誰に見られてもいいではないかという生活態度でいると、攻撃している方がみじめになるものであり、それがハラスメント防止に役立つと思う。

燃え尽き症候群？

高い意欲を持って活動している人が、仕事などで情緒的エネルギーが枯渇してしまうことで消耗し、意欲を失い無気力となることがあり、これを燃え尽き症候群と言ったりする。

中堅会社の管理職の五十三歳男性の話である。もともと人とつきあうのが苦手な性格ではあるものの真面目で会社では実力があり、仕事を次々こなすことで信頼されていたそうである。ある日、突然、アメリカ出張を命じられることになるが、その時、激しい疲労を感じて自分でもおかしいと判断し内科受診したという。検査は全て問題なしで、出張はそのまま継続し仕事としては問題なく過ごして帰国している。ところが、その三カ月後くらいにうつ状態となって内科受診し紹介されて受診したものである。通院してしばらくしてから、会社を退職したと報告があった。驚いたことに会社からは全く遺留もなかったとのことである。彼は会社には入社以来全力で奉公してきたようなものであり、他人の倍は働いたともいう。しかし、実は一人息子に知的障害があり、その子だけには苦労が無いようにするという信念で頑張ってきたのだという。仕事を辞めて実家の家業である農業を息子とやるようになっているが、気が楽になって幸せだと話してくれた。それにしても、何故仕事では必死になって焦ってばかりの人生を送ってきたのか判らないと感想を述べていた。彼は仕事が出来る人という評価を得ていたし、一切手を抜くようなことはしたことがないという。仕事をすると上司からは次の仕事を任されるし、また必死にそれをやり遂げると次に仕事と言う具合の会社生活だった。まるで動いていないと死んでしまうマグロ状態だったと思ってはいたが、それを止めることが出来なかったのである。特別偉くなりたいとか評価を上げたいと思っていたのではなく、真面目に仕事をすることが子どもに対しての親の務めだと思っていたと語っていた。真面目な生活を続ける事でいつかは自分達家族に良いことが訪れるはずと信じていたのかもしれない。しかし、誰も彼の思いと仕事の関係を知る人はいないのである。会社はただ人を働かせればいいのではなく、人の人生に関わっている意識を持つことは必要と思うがそのような会社は少ない。

表題にある燃え尽き症候群はうつ病の一種とされていて、一九八〇年にアメリカの心理学者が提唱した疾患である。誰よりも意欲を持って活動してきた人がなんらかの原因である日からそれまでのやる気を失い、無気力となる状態をいうのである。疲れ果てて消耗感がひどく、今までと違って別人のように思いやりに欠け、自分の目的を失い、やる気をなくし不安になるというものだが、要するにガス欠状態と言ってよい。昔のことだが、日本が高度成長時代に「二十四時間働けますか！」のスローガンの元、猛烈社員という言い方があった。特に世界中と飛び回って日本製の品物を宣伝し売りつける営業マンたちの活躍が日本を支えたのは間違いないのだが、当時でも疲れ果てて精神科を受診する人は少なくはなかった。まだ、〝安かろう悪かろう〟という評判の日本製品の時代である。嘘か本当かは不明だが、まだ電気が通っていないアフリカの奥地に電気洗濯機を売ったという自慢話があったと聞いたことがある。その頃に受診した優秀な中年男性の症状は、何と一見認知症といってよいものだった。常に物売りだけの頭で生きていたらしいこの人は、それ以外のことへの興味をいつのまにか失っていたのである。本物の認知症ではないものの、家族のことを大事にするという感覚さえ失っていたのである。取り戻すには時間がかかったし、仕事から離れる恐怖を克服するのがいかに大変かを知らされたものである。

大昔のことかと思っていたが、少し前にも同じような経験がある。あるＩＴ専門の会社社員が不安症状で受診したことがあった。彼は受診を午前の最後にしてほしいと希望し、コンビニ弁当持参で受診するのだったが、毎回待合室で少し待っている間に熟睡してしまうので、起こすのが気の毒でありそっとしておくしかなかった。昼休みが終わるころに目覚め、そのまま礼を言って帰っていくのである。面接が出来る時に事情を聞いた所、会社の仕事が忙しく、ノルマに追われ全く休むことができないとのことであった。夜中に帰宅し早朝出勤、自分の能力がなく他の人のようには出来ないと思い、休日も出勤するのだという。普通に考えれば、会社の指示が悪いだけなのだが、真面目で一人暮らしのため誰も彼の大変さを判っていないまま、幸い病気となると受診を勧めてくれるので、当院は睡眠の場所として使われたのだった。

人間は不死身ではないというのは当たり前のことだが、会社や時にはスポーツの世界では、際限なく頑張れば皆がどこかに到達できると思ってしまうのかもしれない。人の上に立つ指導者次第かもしれないのが辛いところである。彼は、しばらくして会社を退職したが、それからが本格的な通院になったのである。彼は一人息子であり両親から遠く離れての生活は大変な負担だったようで、実際の生活ぶりは食事も含めかなり悲惨だったといえる。仕事もだが生活にも余裕は全くなかったし、それをどう解決するかの方法も知らなかったのである。さらに会社を退職したことで体力は回復したのだが、これから何をしたらいいのか全く見当のつかないとの訴えとなった。大学を卒業し皆が向かうＩＴ関係の職場を当然のように選択したのであって、本当にやりたかったかは判らないというのである。そのまま仕事に突入してしまったために指示されたことを完璧にこなすという生活になった。会社での指導はひたすら期限内に仕事を仕上げることが至上命令であり、それ以外のやり方は方法としては教わっていないのである。自分で考えて判断するということが失われてしまっていたらしく、話しているうちに自分は料理が得意であることや、プラモデルが好きで夢中になっていたことを急に思い出したと言い、自分に呆れていたのが印象的であった。その後、彼は身体を動かす方が得意であるらしいと気づき、介護の道を選ぶことになった。今まで気にもしなかった祖父母の衰えを目にしたことがきっかけであり、介護福祉士の勉強は楽しいとの連絡があった。この例のように燃え尽きるとは自分の世界をひたすら狭小なものにしていく作業であるということがわかる。

治療の基本は休息をとることである。休めば体力も気力も復活するはずと考えるが、実はそれほど簡単ではない。必死に全力で生きているような場合は「休め」の号令は聞こえてはいても頭も体も休むことはなく、むしろ、休まなければと自分を叱咤激励して更にくたびれることになりかねない。不登校の子どもは一見ぐうたらな生活をしているように見えるが、頭の中では何十回も学校まで行っては帰ってくるシミュレーションで疲れ果てているものである。「今日は何回登校した？」と聞きたいぐらい登校疲れを生じている。

会社となると、もっと休むこと自体が大変であるのは、自分の仕事をやり遂げる義務感だけでなく同僚上司らに迷惑をかけるのではないかという自責を伴うからである。そもそも適切な仕事の指示かどうか疑うべきだが、それについても他の人なら出来るのかもしれないという考えに囚われる可能性もある。自分の能力をどう判断するかは仕事を続ける場合大事な要素となるので、何でも頑張れば可能などとは思わないことである。経験を積んで出来るようになることもあるし、得意不得意もあるし、その時の状態にもよるので、周囲と話しあうことで仕事量や種類が決まるのである。精神科医である我々を信用し尊敬してくれる患者さんでも、自分の胃がんの手術をお願いしたりはしないと思う。精神科医がメスを持つ姿は想像できないし、考えただけでもぞっとするしみっともないものである。

全身に痛み

職場では比較的地位が高い管理職の女性の話である。首、肩、下腹部、脚などほぼ全身の痛みを訴えて内科、整形外科などに通院し紹介されたのである。再婚しているが、離婚した前の夫は酒乱で彼女の方から縁を切ったのである。ところが再婚した夫は意志薄弱で何事にもはっきりしない人で、彼女が姑と揉めているのにどっちつかずの態度をとり続けるという。そのためなのか彼女は会社では部下に必要以上に激しい態度になってしまうが、そういう自分が嫌になるのだという。誰も彼女の苦しみを理解してはくれないというのが訴えの中心であり、つまり、「痛んでいるのは実は心のほうである」ということになる。

痛みは実に判りにくい訴えの一つである。痛みそのもので精神科を訪れる人は少ないが、他の疾患での痛みの症状が極端とか不自然と思われて何か精神的な問題と関連があるのではと疑い紹介されることはある。例えば、整形外科疾患である腰痛症、ヘルニアによる痛みはストレスとの関係が六～七割もあるという説がある。そのためか精神科で処方することの多いうつ病の薬が効いたりすることがある。また、がん治療での痛みや苦痛に対しての治療、いわゆる緩和治療は重要であるが、その前提としてどのように接していくかという信頼に基づく安心出来る環境や会話が必要である。つまり精神的ケア・精神的治療が痛みや苦しみを緩和することと関係している。

痛みというと、線維筋痛症という難しい疾患を思い浮かべる。これは、全身の筋肉の痛みを主症状とする症候群であるが、関節痛、疲労感、頭痛、不眠、身体のこわばり、不安、抑うつなどの症状も認め、激しい痛みがあっても画像検査や血液検査での異常はなく、人によって、季節や時間帯、ときには心の状態で症状に変化がある特徴がある。重要なことは痛みは骨とか筋肉、関節そのものが原因ではなく脳やせき髄といった中枢神経と関係しており、脳内ネットワークの問題とか脳内炎症とか痛みの抑制系の問題などと言われてもいる。

五十代の女性が内科から紹介されてきたが、その理由は「線維筋痛症と診断しているのだが、それにしてもうつ状態が激しく痛みというよりもっと苦しい何かを想像させる」というものだった。内科では十分聞いている時間がとれないという事情もあったと思うが、うつ病の薬を使うべきかという相談でもあった。

この方は、実は夫からのＤＶ（ドメスティックバイオレンス）被害者だったのだが、そのことを結婚以来誰にも言ったことがないという状況だったのである。夫は公的立場でそれなりに地位もある人で、二人は恋愛結婚だった。彼女の育った環境はやや特殊で、父親が長いこと単身赴任でほとんど家に居ることがなく、母親と二人暮らしが続いていた。たまに帰省する父親は母親に厳しい態度で、彼女からみると「いつも怒っている人」というイメージだったという。それでも彼女が十歳の時、妹が生まれた。彼女は妹がかわいくて世話をしたがったが、母親はそれを許さず妹に触れる事を禁止、次第に彼女を邪険に扱うようになっていった。彼女は母親の関心を引くため、学校での成績を上げるとか、褒められることを必死にやるとか、自分から手伝いを積極的にやるとか、とにかく「いい子」でいることを率先して行う子どもになった。高校を卒業し大学に進学する時、初めて県外の大学を希望した。反対されることを覚悟して自分の意思を伝えたつもりだったが、あっさり認められ驚いたという。同時に、母親は自分に関心がなくどうでもいいと思っているのではという虚しさも生じたのである。大学時代に知り合ったのが夫である。彼女から見ると優しい人で話を聞いてくれるし、一緒にいても安心できると思えるタイプで、家を離れるチャンスとも考え、彼女のほうから強く結婚を希望したのだった。しかし、結婚してからは彼女の予想とは全く違った夫であり、彼女の一挙手一投足全てが気に入らないような言い方をし、思い通りにならないと暴力をふるうようになった。彼女は自分がちゃんと出来ないために怒られているのだと、まるで自分のせいだと感じて我慢する道を選んだようであった。夫は仕事がうまくいかないと家で暴れて、収まると泣きながら彼女に謝り甘えるという態度であり、彼女がそのことを舅に訴えると舅姑ともに彼女のやり方が悪いと責める家庭であった。数年を経て彼女が仕事に就いたことから会社の同僚に相談し、自分の家庭の異常さを指摘され、別れる決心をし、やっと行動できるようになったのであるが、そのころから体中の痛みを発症しているのである。離婚のため実家に逃げた時に、父親は彼女を受け入れ離婚して帰ってこいと言ってくれたのだが、母親も妹も離婚にはまったく触れずに賛成も反対の意思も表さなかったという。彼女は自分を引き受けてはくれないと判断し、実家に帰ることを諦め、民間のシェルターを利用し一年間かけて離婚が成立したのだった。この間にも痛みは全身におよび疲れも尋常ではなく、慢性疲労症候群の診断も加わっていたのである。多くの病院を受診するも痛みは軽快することなく、仕事も失い先が見えない生活となったが、時々別れたはずの元夫らしい人物からの無言電話があり、その都度緊張からパニック発作を生じるようにもなっていた。

彼女は幼少時から安心しゆっくりした生活をしたことがない。早く自立したいとの思いで理想の結婚を夢見たのだが、現実は恐怖の対象が待ち構えていたことになる。しかし、全て自分の判断だとすると責任は自分にあるので、責めるのは自分ということになり、その分、自分を痛めつくすしかなくなるのではないか、という見方はできる。彼女の生き方はいわゆるいい子を演じる事で平和が保たれ誰も傷つくことがないという考え方であり、実際の大人としての生き方は、自分を主語として判断することだと気づくまで、自分が悪いと責めるしかなかったのかもしれない。勿論、痛みの全てが精神的なものではないが、この心の痛みが関係していることは否定できないと思う。

仕事がきついのに

高校卒業後、就職し真面目に働いている二十代女性の話である。就職後は楽しいと思い、仲間もできてこのままやって行けると思っていた。ところが、不況となり、そのためのリストラで仲良くなった同僚や信頼していた先輩もその対象となっていた。彼女の部署では五人でやっていた仕事を三人でやることになって、次々と仕事が大変になるが、断ることはできず頑張るしかないと思っていた。ある日、忙しさのためか仕事を一つ忘れてしまったところ、上司から「こんなこともできないのか」となじられた。帰宅し、父親に会社の現状を泣きながら話した上で、辞めたいと伝えたという。父親はすぐに「一旦勤めたら最後まで辞めるのは許さない」と言ったのである。彼女はその晩手首を切った。後での話だが、本当は辞めるつもりではなく、自分の大変さを判ってほしかったのだとのこと、父親もそのことは理解していたのだが、自分が生きてきた企業戦士の考えのまま、通り一遍の返答しかできなかったと反省し仲直りができた。

仕事がきつい生活の訴えは外来ではよく聞くテーマの一つであり、職種の違いには関係がないように見える。我々医療関係者も同様であり、仲間同士の話では仕事が忙しくて大変だと盛り上がることが多い。ある病院での若手医師の話だが、家を出てから連続三十六時間働いたとのこと。朝から外来診療を昼過ぎまでやり、午後は入院患者の検査や診察、そしてカルテのまとめ記載を行って、重症患者のための調べ物をしていると、当直業務が始まる。一晩救急患者を診察し、朝早々に食事を摂るとまた外来が始まるので昼過ぎまで診察、そして入院病棟へ行き、やっと二日目の夜に帰宅できるという具合である。仕事がきついに決まっているのだが、誰もそれで音を上げるわけではない。何故なのかは一人ひとり違うのかもしれないが、落ち着いて考えると不思議な感じではある。自分の医療にかける信念であるとか、人助けのためやっているのだから当然であるとか、世のため人のためという高尚な言い方はできるのだが、本当はいつの間にかその渦の中に投じられてしまい、それが自分の日常であると思うのが現状となっているのだと思う。まともに考えたら〝やってられない〟と言いたくなるような環境でも、それが〝普通〟と思える時があるということである。我々のような古い時代には、大学病院での無給のままの生活に不満を言うと、「学問を教えてやっているのに金をくれだと?」と言われて、そういえば教えてもらっていると妙に納得してしまったことがある。先輩からは「むしろ金をもらいたいくらいだ!」といわれ、申し訳ない気がしたのも事実である。仕事のきつさには、どこか「しかたない」という諦めの心境があるのかもしれないと思いながら、いまだに承知はできないでいる。

　病院勤めから一時公務員となり診療から離れたことがあったが、夕方に帰宅すると妙に不安になり、何か忘れている気がして落ち着かなくなった経験がある。頭の中が次々と展開しているのが病院、医療という世界であり、決してピリオドがつかないのだが、その他の仕事では「今日はここまで」というのがあるということを公務員になって初めて知ったのだった。

　コロナ禍になって大きく変化した仕事のありかたに、リモートという方式がある。在宅でも仕事が可能なので、自分の仕事環境を選べ、効率化が可能となっている。この考え方が広がるといずれは仕事を失う職種が多くなるだろうと言われるようにもなっている。それで忙しさが解消され人が楽することになるのかは判らないが、自分の仕事はその方式とは真逆の位置にいると思うしかない。我々の仕事は定義すれば職人というべきものと思っているからで、中にはリモートで治療が出来るという人もいるかもしれないが、自分には無理だと思っているのである。

職人の書いたものを読んで感動することがあるが、例えば、宮大工の話である。宮大工は神社仏閣の工事を請け負うと自分自ら山に入り、ヒノキを一本一本見極めて建物のどこに使うかを吟味するのだという。木を切るのも電動ノコギリでは駄目で切り倒してからも強引に運んだり強制的に乾燥機に入れたりはしない。山に放置しておくと自然に枝葉は残った養分を吸って遂には落ちていくので、出来れば筏を組んで川に流し、その後に自然乾燥をするので数年かかったりするのだという。「枝葉は幹が切られたことをまだ知らないので栄養を吸っている」と語った棟梁の話に感動したものである。しかし、このような悠長な棟梁が大手の建設会社と入札で争ったら間違いなく仕事を得る事は出来ない。金はかかるし効率は悪いに決まっているからである。しかし、宮大工が「切った木の年輪以上に建っているのが仕事」というように、時間は重要な要素で、法隆寺がいい例である。同じような職人技は多種類でそれぞれの世界で重要な存在であると言えるが、そこまで専門的でないものでも、自分が汗水流してやれる仕事は世の中を支える役目として重要である。ハローワークの人に聞いた話であるが、若者が仕事探しに来るので仕事を紹介すると、一番多い返事が「それではなくて」というのだそうである。人手不足で仕事は多くあるものの、それらの多くは身体を使うものだからで、彼らの欲しい仕事は「机に座ってＰＣを前にするもの」だと信じているということらしい。職人とは言わないかもしれないが、農家などは実に人手不足で高齢化が進んでいる職種である。日本の食糧自給率が四割にも満たないのに、使われない放置された農地は大量に存在し、草ぼうぼうである。しかし、農家の後継ぎは少なく、いずれは更に耕作放棄地は拡大することになるし、食糧自給率は更に下がることになる。食料など買えば何とかなると思うとしても、世界中が同じことを考えれば人類全体が食べる量は地球上にはなく、現実には億を超える飢えた人たちがいるのも事実である。このような考え方をすると誰かが汗をかかないと何も得られないことになり、その誰かに自分がなるとは思えないのだろうかと思ってしまうのである。

我々医療の世界でも同じであり、例えば、精神科での大きな課題である自殺予防について考えると、予防策の啓発運動を行うことや外来診療を充実させうつ病などの治療を進めるなどのやり方は大事であるが、それ以上に、自殺未遂者が病院に救急で運ばれたことを考えてみるべきである。救急外来では医師や看護師その他のスタッフ総出で患者の命を助けようと必死に動き回っているのである。時には汗水どころでなく血まみれになっているかもしれないのである。スタッフの一挙手一投足が生死を分けることになるので、全員の緊張は計り知れず、疲労困憊となるのである。精神科の治療や関わりは、人の成長や生き方に関係しており、時に一瞬の転機を経験することは確かにあるが、多くは時間が重要な要素であるのは間違いなく、その意味では肉体労働ともいえる。アナログ的な世界の重要性こそ知るべきであると思っている。

育児ノイローゼ

神経質で几帳面な三十代女性の例である。夫婦で同じ会社に勤めているが、彼女の方が先輩であり会社内の地位も上である。夫婦が期待していた子どもがやっと生まれ、そのために育児休暇を取得し彼女は自宅で子育てを行っていたのであるが、子どもが痩せ始めている、子どもの世話をしなくなったと彼女の母親からの要請での受診だった。彼女の言い分は「何故自分だけが苦労するのか」「同じ仕事をしているのに」というもので、その頃は夫が会社で認められるようになり新しいプロジェクトに参加、忙しくなって帰宅が遅くなっていた時期に重なっていた。彼女は、夫が帰るまで子どもの世話をしないという、むしろ世話などしてやるもんか、という考え方に囚われてしまったのである。たまたま孫を見ようと遊びに来た母親がその異常に気付き、子どもの栄養の悪さを指摘したところ、泣き出したという。彼女は結婚前から仕事人間であり、夫に対しても仕事については指導的な言い方だったとのこと。しかも彼女は幼少期から勉強は一生懸命にやるが趣味や遊びには興味がなく、杓子定規で困っていたと母親はいうのである。子育ても、自分の思い通りのやり方があったのかもしれないが、子どもはそもそも親を困らせるように動くものだというのが許せなかったのかもしれない。また、夫が仕事上重要な地位になっていることにも張り合いの気持ちが生じたのかもしれない。子どもが生まれた時の彼女の気持ちは、自分なら子育ては完璧に出来るはずという自信と、本来なら夫の方から育休をとるからと言ってくるべきであり、その時はお願いしたいとの思いがあったのである。しかし、子育ては彼女の思い通りにはならず、子どもは彼女が普段会社で行っていた言葉による指示が通じないのである。彼女は今まで言葉による関係性で生きてきたしそれ以外の方法を知らないので、子どもとの交流ができないのである。また夫は当然、彼女の大変さを理解しているはずだし理解すべきでもあるので、自分から育休を提案してくるはず、その時はお願いするかあるいは大丈夫と断るかの判断は彼女に委ねられるので、自分の誇りは守られることになるのである。いずれにしても、今のような弱音は起こるはずはなかったのである。自分が不在の間に夫が仕事で重要な役目を任されているのはうれしい反面、自分ならもっとやれたはずという思いも出ていて、誰のおかげで今の仕事ができるのかと不満を生じ、こんなことになったのは、子育てのためだと思い込んだことになるのかもしれない。

かなり推察が過ぎたかもしれないが、これが事実かどうかではなく、このような自分の世界だけに留まって一人での狭い考え方に囚われることが悩みを生じ、そこから離れなくなることが重要なのである。ひとたび、内心の思いを全部言葉にしてみると、何やっているのかと冷静に気づくことが出来るのである。子育ては日々変化があって楽しいし、大変なら夫に頼めばいいのだし、それでも足りないなら母親にSOSを発すれば駆け付けてくれる。会社は育休が終われば彼女に仕事を割り振ってくれるし、出勤を待ってくれている同僚らも多いのである。子育てが出来ることと仕事人間は矛盾しないわけで、子育ても一人でやるのではなく夫婦や親、ときにはこの社会で育てていくものと思えばいいだけである。ノイローゼ（今はあまり使わない言葉、不安障害などが一般的）は自分だけの世界に引きこもってしまう時に起こりやすいものである。

そもそも、母親になって子育てを始めるということは、全員が素人であるということである。母親になるため、どこかで練習してからなどということはない。そのため、残念なことに第一子育ては何一つ判らない事から始めることになり苦労の連続と感じる。それでも親に聞いたり、他人を参考にしたり、時には本や保健師さんに学んだりして何とかやれるのが、子育ての面白い所でもある。第一子育ては少々間違ってしまうこともあるかもしれないが、親の失敗にめげずに育つのが子どもであり、第二子ともなると多少は経験済みな分、プロ意識が芽生えている。自分は三男で下に弟がいたので、放っとかれたと思っているが、多分ひがみだろうと今は判るし、それほど人生に差しさわりがあったとも思えない。

英国の小児科医で分析医のウィニコットは、〝ほぼ良い母親（Good enough mother）〟が健全な子どもの発達を促進すると言っている。これは、完璧な母親が完璧な子育てをするのでなく、ほどほどの母親で十分であるという意味であり、彼は、母親が始め子育てに没頭する時期があり、それが子どもの欲求を満たす時期となり、母親に必要なことは、抱っこすることと、温かいまなざしであると言っている。私が教わった先生は「子どもをかわいがり過ぎるなどということはないんだ」と言っていた。子どもは理屈無しにかわいいもの、それでいいんじゃないかということである。そしてこの時期での安心が十分であれば、次に親から距離をとる時期に行けることになるので、その時期に親は決して滅びてはいけない存在でいることが必要であると言われた。二十年以上も前、妻と中国を旅したことがあったが、丁度一人っ子政策の時期で、中国では全土が子どもは一人だけという決まりだった。上海だったと思うが、高級レストランで妻と食事中、幼稚園児くらいの子どもがレストラン中を傍若無人に奇声をあげ駆け回っているのに、誰一人注意をしないのに驚いた。思わず「うるさい！」と言いそうになったくらいであった。子どもは一人だけなので大事に育てているのは理解できるが、子育ての初めに親が没頭し、それが子どもの欲求を満足させるので子どもは安心するという理論は、幼少の時期に必要なのであり、成長してまで子どもの欲求満足だけを認めるなら、原始的な自己愛をそのままにしておくことになる。この場合は発達を阻害していることになる。子育ては大変でしかも楽しいものであり、苦労する分毎日新しいことの発見もある。それは自分だけではなく、子どもと共に成長していくし、見渡すと周囲も参加していると気づくものである。そして何百年も何千年もの間、子育てが繰り返し続いてきたことを思うと、これらの苦労は全く普通のことなのだと判る。

昇進うつ病

五十代前半の男性の話である。会社から新年度人事で課長昇進と伝えられた。周囲も喜んでくれ、お祝いまでしてくれたのである。しかし、その一か月後位から不眠となり食欲不振、無気力で何もやる気になれないと会社を休むようになってしまった。仕事ができないので辞めたいというので会社でも病気を疑い受診となったものである。彼は、実に真面目な方で、課長に昇進したことで周囲の期待の大きさに驚き、周囲の羨望を意識し、その結果責任の重さを痛感したことで重圧に耐えられなくなったのである。彼のとった行動は「平社員に落としてほしい」という希望であり上司は呆れながらも承知したと聞いている。

彼は五人兄妹の長男で生まれた。父親は厳格なタイプであり、母親はいつも父親の命令通りの行動をしている人だった。会社員だった父親は会社に忠実で、社長をまるで神様のように敬っているような態度であり、とにかく会社に尽くすのが義務であると考えていたし、同じような考えで彼らを教育してきたといえる。彼は長男らしく妹弟らの面倒をよく見てきたが、元々気が弱く自分から積極的に行動したり意見を述べたりするのが苦手だった。しかし、真面目で何一つ問題行動もないので順調に成長し都会の大学へ進学、卒業後に父親と同じ会社に就職することになったのである。そのことには特に疑問は持たなかったという。父親は彼が会社で真面目に仕事に取り組み認められることで安心して退職していて、退職後は自分の好きな盆栽や小さな畑仕事をして過ごしており、母親もその手伝いをしながら平和な生活となっていた。彼は、社長の勧めで社長の遠縁の方と結婚し、二人の子どもが生まれている。奥さんも優しく不満の少ない方で舅らとの関係にも問題はなく、子育ても順調であり、彼にとっても特に不満のない平和な日々を過ごしたという感想を話している。

彼の人生は特に問題があるようには見えないし、家族関係でも取り立てて何かがあるわけでもない。しかも真面目に仕事に取組み、その甲斐あって課長に昇進したのであり彼の功績なのに、彼が「仕事ができない」と言ったことに重要な意味があると考えられる。彼にとっての仕事は、常に最大の努力をして失敗のないものでなければならないが、今後はこれ以上の仕事の要求になるし、どのように対処したらいいか見当もつかない圧を感じたのであろう。彼のそれまでの生き方は受身的であり、言われたことは誠意を持ってやり遂げるというものであるが、自発的に意見を言ったり行動したりすることは実に少なかったのである。課長の地位は彼が最も苦手な行為を行うことを仕事として要求しているように見えたのが彼の真面目な責任感を刺激したことになる。

四十代の女性の例がある。彼女は経験豊富な看護師だが、病院勤めを比較的短期間で辞めては他の病院に移動して勤務しており、その理由が退職時に軽いうつ病を発症しているという訴えであった。家庭は夫と二人の子どもがいて、彼女の勤務についても皆が協力してくれるので夜勤でも問題はないとのことだった。それなのに、病院勤めが長続きしないのは、勤めてしばらくすると、彼女の実力が認められることになり、病院での立場が次第に重くなっていくためであると判ったのである。つまり、彼女の実力だと、認められるのも早く、役目は、新人教育係になるとか、主任の地位を与えられるなど、責任ある位置づけになるのだった。彼女はその責任を重く受け止めるので自信がなくなって不安になり、結局は身を引く判断を繰り返していたのである。彼女の気持ちを理解するには看護学校時代までさかのぼる必要があったのだが、真面目だが気弱な性格だったため、いつも皆の後ろに居るのが定位置だったというのである。特に実習などではいつも皆から一歩遅れて行く方が安心するので、教師からは常に積極的になれと激励されていた。それでも学ぶことが好きであり、一人でコツコツやるので成績は上位であり同級生からは信頼されていたらしいが、彼女は自信がないまま就職をしたことになる。彼女は四人姉妹の四女であり、家では三人の姉たちからいつも世話されて育ったようであり、実家では自分から何かを自発的に行動する必要が全くなかった生活だった。真面目で温和な性格もあって皆が可愛がってくれた幸せな育ちであり、結婚してからも夫が優しい人であり、彼女をよくサポートしてくれているので、生活上困ることも少ないのである。彼女は自分で引き受ける事が苦手なまま大人になっているが、そのため、自分で責任をとる必要があると感じた時に身体が引けてしまうのである。与えられた立場が上位となると恐怖であり、そのことに気づいてはいるのだが、一歩が出ずに避けてしまい、自責的になるという繰り返しであった。

自信のなさは、多くの場合客観的な判断ではないことが多い。自分で自分を判断しているのであり、本当かどうかは判らないままで、外からの判断であっても、誰の指標によるかによって違ってくる。自信がないままで行動するというのが、あるいは行動しながら考えるというのが回答になるかもしれない。つまり、自信にも発達していく程度があるということであり、学びながら発見していくのが日常生活なのである。彼女の場合も、仕事をしながら、自信がなければそのことを皆に話しながら協力を得ていく、ある部分は他人にお願いする、先輩の応援を得る、学ぶための時間をもらうなど、様々な方法を駆使して成長すればいいだけである。彼女に「自分で自分がダメ人間であると判断するのは、自分の判断が正しいということであり、逆に自分で自分は天才であると判断するのと同じことになる」と話すと、びっくりした後でため息をつきながら「そうなんですね」と話したのであった。自信がないと思い込むのは、謙遜というより傷つかないための自己防衛であり、一人で何でも知っているとか自信があるふりをするのは、単なる見栄であると思うのがいいのである。

退職症候群

六十代男性の例である。会社人として家庭を顧みず仕事一筋の生活であり、そのおかげで会社での信頼度は高くそれなりの地位にもつくことができていた。しかし、退職年齢となったため、もう少しやりたいことがあったという気持ちはあるものの、定年退職となった。現役時代、家庭では居場所も存在感もない生活だったと思ってはいたが、いざ退職して家で過ごしてみると、妻も子どもたちも彼を避けているようにしか思えないと感じるようになった。そうなると、自分は何のため頑張ってきたのかわからないと感じてから無気力となり、何に対しても興味はわかないし、毎日身体が不調で頭痛、腹痛、関節痛など症状に苛まれているという訴えである。仕事人間時代には、退職したら趣味の世界が待っていると信じていて、旅行の本、陶芸の本、ステンドグラスの本などを手に入れていたが、気が付いたら読んでもいないという。妻と成人した二人の息子はよく会話している様子が見えるのだが、妻は「お父さんは長いこと仕事してくれたから、今はゆっくりしてもらいましょう」という考えらしく、息子らもそれに賛同し「そっとしておこう」と思っているのである。

家族は彼の働きに十分理解し感謝しているし、愛情を持って大事にしているつもりなのである。会社も実は、彼が仕事を続けたいと希望してくれればそれなりの地位と役目を与える予定があったらしいと後で判ったということもあった。要は、彼が何一つ自分を表現することをせず一人で思い込んでいたということになる。彼は、定年退職という決まり事を絶対視しており当然と考えていたにもかかわらず、その準備としては何もしないままだったことになる。少し見方を変えるだけで、退職後というテーマを会社でも家族内でも相談できたはずである。それが出来ないことが、退職がまるで断崖絶壁から落ちるような感覚をもたらしたといえそうである。退職しても人生は続くので、自分の人生を中心に考えれば、やることは沢山見つかるだけである。

既に述べているが、定年制度により退職というと特に問題も感じないが、世界中がそうなっているわけではない。アメリカ、英国、カナダなどでは年齢によって退職させることは禁じられているらしく、その他のヨーロッパやアジア諸国では定年年齢がまちまちである。それに、政治家や社長、会長職などは年齢が問題視されることがない。考えてみると、一番経験を積んで社会的に信用が得られる時期に退職という事態が多いことになり、社会的損失と思うのだが、社会はそのようには考えてはいないのが不思議である。

退職の話とは違うが、我々医者や職人、農業従事者には退職という考え方はあまりない。医者は病院勤めをしていれば定年退職の決まりがあるので退職するが、その後に個人で開業することも可能だし、個人病院や老健施設などへの就職も可能ではある。しかし、常に同じような活動ができるかといえば、体力の衰えや知識不足など、克服しなければならない問題を抱えることになる。全て自己責任であり、いわば老害と言われることもありそうである。老眼の外科医は嫌だなとか、少し認知症がかった精神科医なんてとんでもないなど、退職というわけではないが、明らかな転職宣言の後からは自分の能力との闘いが延々と続くことになり、これもかなり辛い体験であるし、患者や家族からの評価だけでなく同業者からの評価もまともに受けることになる。そのこともあってか、多くの医者は、日常の勉強が普通であるのと同時に、医学以外の興味を持っているものである。自分の人生を豊かにすること、それが自分を錆びさせないと信じているかのようである。多分、職人も同じではないかと想像するが、自分の専門技術以外に卓越したものを持っている職人は実に多いものである。例えば、宮本武蔵が絵の達人だったのは知られているし、刀鍛冶が刀を鍛えるのは当然だが、その箱書きの筆遣いの素晴らしさに驚き、どこかで修行したかを聞いても「自己流」と言ったりする。機械の組み立てや旋盤技術者で、鉄道模型作りの達人がいたりするとか、テレビでしか知らない有名な歌手が料理名人だったりするのである。

農家などでも同じようなことを知ることがある。長いこと農業をやっている年寄りが田んぼの土を捏ねながら少し舐めてみて、「このくらいならまあまあか」などと言ったりする。土の味で何が判るのか、聞いてみても説明はなく、「こんなもんだー」とか「長くやってると判る」と言ったりする。仕事が永遠に続いていく場合には、切れ目がなく次が既にそこにあるので、「これなら来年もまた何とかなる」のである。退職症候群は退職した仕事が自分の人生そのものと思いこんでいたための急展開なのであり、前にも述べているが、退職も文章の句読点の一つと考えられる生活体験が必要なのだと思う。

このような例は、一つ一つ挙げたら枚挙に遑がない程であるが、職場がらみだけで生じている思い込みやこだわりとは言えないものの、職場の持つおおらかさの問題はありそうである。最近は定年の延長が話題になっているが、一旦定年になり再雇用の形態をとる所が多いようである。しかし、先日まで管理職であった人が平社員としてそこにいたら若い社員はどう扱ったらいいか迷うに違いない。お互いにどう呼び合いどう仕事を割り振りするのか、結局は気まずい思いが残るという話を聞くことがある。会社として、職場と個人の関係をどのように方向づけているのかによって個人の生き方にも影響があるということである。

仕事に夢中になるとか仕事を何よりも大事だと考えているという言い方はそれなりに説得力を持つが、そのように思っている自分の生活や家庭についての意識はどうなのかは話題に出ないのだろうか。退職後に何かやる予定であると称しながら現実に退職後に実行できる人は少ないものである。退職後に実行するためには仕事が充実しているときから始めておくことが大事だと思う。そして、退職後の人生を楽にさせることができるのが、日常のメンタルヘルスかもしれない。

第4章

認知症の人の思い込み・こだわりはその人を表す？

老人は扱われるのは嫌なのだ

三十数年前の経験なので現在の常識ではないかもしれないが、二十年近く特別養護老人ホームの出来たばかりの認知症専門棟のお手伝いをした経験がある。ケースカンファランス中心の、皆で事例検討を行い介護の方針を立てていくのを目的としていた。二十年間で多くの症例を診察し検討していく中で、今まで述べてきた精神科での出会いの在り方や考え方が認知症でも同じように考えることができると思うようになった。特別養護老人ホームの経験と日常の診療上の経験から考えたことがある。妙な言い方になるが、認知症に対しての精神療法的接し方があるのではないかということである。つまり、働きかけで病的な症状を無くすことだけが目的ではなく、その人の営みに焦点を当ててみて、安心した生活を〝一緒に〟考えていくのが治療と考えるのである。

既に述べた内容でもあるが、精神療法（心理療法）には様々な方法はあるものの、基本は支持、訓練、表現、洞察の四点にあると言われていて、その経過中に対人関係の様々な変化を経験していくことになる。支持は励ましたり忠告や助言をしたり心の支えになることであり、訓練とは実際の行動を通して体験することで心に自信をつけることであり、表現とは心の中にある欲求や感情を表すことであり、洞察とは症状や行動の後ろに隠されていた問題点について自分で気づくことである。認知症では洞察は困難なことかもしれないが、その他の三点は重要な要素であると考えていたし、今でもそう思っている。精神療法は、治療者側中心で見ると支持的であり訓練的あるいは教育的であることが必須要件であり、患者中心では表現的で洞察に至ることが重要といえる。つまり、精神療法的というのは、その人そのものに触れる試みをいうのであり、個人とのその時々の関係性であるといえる。そのために治療者が行うことは、よく判らない表現内容や行動などを探索するようにして明らかにしていくこと（明確化）、その上で患者にその意味が判るようにすること（気づき）、そして出来れば「なるほどそうか」と理解してもらうことの三点である。これらが可能となるには、治療関係が保たれることが必要なのだが、成熟した人では共感的な関係が生じることが出来る。しかし、西遊記の所で説明したように、子どもや人格未熟な人とでは関係自体が混乱し奇妙なことに陥ることがある。一定した関係が保たれないという意味を込めて原始的転移と呼ぶしかないが、認知症の方との関係も似ていると考えている。

更に重要なことは、治療者が患者に対して起こす情緒的反応、これは患者が見せる病的な側面が治療者自身の未解決な悩みを刺激して反応を生み出したのだが（これを精神科では逆転移という）、この治療者側の揺らぐ気持ちが大きくなることも認知症では考えておく必要がある。このように考えると、大事なことは認知症の人を観察すべき対象として見るのではなく、安心と幸せな生活ができることを目標とした共同作業なので関係性の検討が大事なこと、治療的であるなら治療者として医療者も家族を含めた介護者も自分側に生じる精神面の変化にも注目していく必要があるということになる。

特別養護老人ホームなどでよく言われていることだが、認知症の入所者が語ることを訂正したり否定してしまうと、そのこと自体は忘れてしまっているのに、訂正否定した人物が近づくと妙に避けたり嫌がったりするという事実である。例えば、八十代の方に「何歳になりましたか?」と尋ね、その答えが「もう年取ってしまい七十にもなったかな?」という。それに対して「違うでしょう?八十歳過ぎてますよ」などと言ってしまうようなことである。正しいことを教えているように見えて相手をないがしろにしているといえる。しかし、年齢の間違いを正すのではなくそのまま受け入れる方法なら「そうですか。お元気ですね」と言う事もできるし、その後で別の話題を話し合うこともできるはずである。結果は楽しい話しあいとなり仲良くなったと感じてもらえば、その内、その人との出会いが生じることもあるかもしれない。表面的な症状や出来事に対して目くじらを立てる感覚ではなく、その人との出会いを目指すのが関係性になると考えるからである。

徘徊の男性入所者の話であるが、「家に帰る」と宣言して出て行ってしまうのが毎日の日課だった。介護者の一人のアイデアで、入所者が「家に帰る」というのは普通の気持ちとして判るので、徘徊外出をそのまま散歩として後ろからついて行って安全を確保することにしたのである。その上で、しばらくして疲れが見えたら声掛けをしてみることにするというものであった。その内容は「そろそろ帰りましょうか」とか「今日はここまでにしましょうか」とか「疲れは大丈夫ですか?」など介護者のその時の感覚に任せてみることにしたのである。結果はほとんどの場面で無事施設に戻ることになったが、その帰りは楽し気に介護者と様々な会話をし、その後も頼られることが多くなったのである。やはり、どこかでその人との出会いがあったと考えられそうである。

認知症の方もそうでない高齢者も、長い人生経験がありそれなりに生きてきた実績がある。十分ではなかったかもしれないが家族の世話をして忙しく働いて苦労もしてきたのが人生であり、その実績については他人に自慢するわけではないものの、自信というか誇りをもって年を重ねてきたといえる。その自分の自信を失っていくのが年を経ることであり、認知症となることであり、単に衰えただけというなら、何としてもそれは認めがたいことである。家族や他人にたとえ少しであっても欠けている部分を指摘されるのなら、自分を守るには拒否するか怒るか、あるいは自己評価を下げる事しかなく、何も言わないか、自分をバカになったからとあらかじめ否定しておくしか方法がなくなってしまう。

認知症予防財団の「ぼけ予防10カ条」という提言がある。有名な提言だが、それらは、バランスのよい食事、適度の運動、規則正しい生活、生活習慣病の予防・発見・治療、転倒防止、興味と好奇心、考えをまとめる習慣、気配りしたつきあい、おしゃれ心、明るい気分での生活などである。それを見ながら考えたというか、気になったことがある。それは認知症の方にどう接するか、あるいはどう関わればいいのか、というように認知症を対象として見ていく様々な方法を中心に考えての対策であり、ほとんどが「こんなことをするといいですよ」という指示を語っているということである。認知症の方たちはどう扱われるのが幸せかは考えているが、互いにどう思っているかを認知症の方たちに尋ねてはいない。私自分は既に後期高齢者となった身であり、もはや認知症かその前夜位になっていることを考えると、何より大事なのは自分の今までの人生は、他人とは違う個性があり他人とはかなり変わっているらしいと自覚しながらも、扱われる方式には賛同できない感じになってしまう。

そんなことを考えてみて、認知症の予防はできないかもしれないが、人生という視点から見れば、認知症になっても、あるいはその介護についても、幸せになれる方法がないのか探ってみようと思うのである。人の人生の後半生は実は前半生によって決まってくるのではと思っている。徒然草の一節に「よき細工は鈍き刀を用うといふ」とある。普通は切れ味のいい刀ではおもわず失敗してしまうので美しい細工が難しいという意味かと思っていたが、白洲正子によると、鋭い刀を何十年も使い研いで研ぎぬいた結果、刀が薄くなってしまった頃にはじめて技術的に真価を発揮するという意味だというのである。元々の刀の鋭さが標準にあるがそれを使い尽くしていく、それが人生であり、それこそが年齢や修行の持つ重要性であるとの意味であろう。孔子は六十にして耳順う、七十にして心の欲する所に従って矩をこえずと語っている。これによると六十が「物事を素直に聴けるようになる」時期で、老人となり安定した自我が育っているらしく、智慧が身に着く。七十歳では自分そのものがコントロール出来ているということかと思う。ユダヤ教のタルムード（口伝律法と注解）でも、六十歳は英知を持つ長老であり七十歳が白髪、八十歳では特別な力を持つものとされるのだという。つまり、どの世界でも本来老人はそれまでの人生の歴史があり尊敬される存在であるとされているのである。七十歳の時、夫婦でインドを旅したことがある。ベナレス（バナラシ）で予約列車に乗り遅れてやっとのこと窓も閉まらぬ一般鈍行満員列車の旅になってしまったが、混み合う中で親切にしてもらった。しかし、その時年齢を聞かれ、七十歳であると返答した所、四十代と思われる男性とその家族から「七十歳は旅行すべきでない。家に居るのが正しい」と言われ驚いたものである。

インドでは老人は活動するのが異常なのかと思ってしまったが、人生の最後に遊びで冒険する感覚はないということかもしれない。インドには四住期という考え方があるが、五十〜七十五歳は林住期であり家族からも離れ林のなかで修行し瞑想する時期になるということらしく、その後は遊行期で終焉に向かうということになるわけである。後で知ったのだが、インドの平均寿命は日本よりかなり短い（二〇二三年ＷＨＯ発表の平均寿命はインドが七〇歳、日本は八十四歳）ので、七十代は本物の最終老人なのだろうと思うし、否定的というのでなく静かに余生を送る時期と教えてくれたのだろうと思っている。それでも、余計なお世話だと思ってしまうのが老人であり、自分では自分の力、判断で何でも出来ると思っているのである。つまり、治療的関わりならまだいいのだが、扱われるのはごめんだということである。

何を問題とみなして治療し介護しているのか？

認知症専門棟に入所してくる人たちが、どういう理由で来るのか、何例かをまとめてみると認知症には必ずある症状、基本的症状（中核症状というのだが）が、その訴えではなくむしろ生活上の問題のためにつれてこられた人が多い印象があった。特別養護老人ホーム認知症棟では入所前は必ず、家庭、病院、施設であっても訪問し調査を行い、そのデータを検討してから入所を決めるというのがルールだったので、入所理由は重要な検討材料だった。入所の決め手は入所者の生活にあることになるが、老人ホームで記載されている入所理由にはそれらの特徴が見て取れる。

「八十代男性、十年前にあった事故の後遺症のため歩行困難となっている。妻が一人で介護していたのだが、その妻がパーキンソン病となり介護することが困難となったため入所を依頼した。認知症はあるが問題行動は少ない」

「八十代女性、子どもの頃から関節炎が原因で左膝が硬直しており、何回か手術を受けている。そのため歩行困難であり有料老人ホームに入所していた。ところが、自分は天皇陛下の一族であるなどの誇大妄想とそれに伴う作話が多くなり、他の入所者とのトラブルが増えたため退所させられることになった。自宅では妹家族の世話になっていたのだが、妹が高血圧で寝たり起きたりの生活、その夫は喘息発作が頻繁となったりで老人ホーム入所となってしまったもので、家に帰ることができないため入所申請した」

「八十代男性、物忘れを自覚したことで検査のため入院していたが、入院後数日の夜にせん妄状態となり、病院内を動き回り興奮して大声で威嚇するなどの状態となった。そのため、緊急で精神科病棟に転棟し、何とか落ち着いて退院することになったが、妻は介護疲れから既に寝込んでおり介護拒否となったため、病院からの要請で入所となったもの」

「九十代男性、認知症はかなり前から認めているが、長年大工としてよく働き家族関係も良く皆で介護していた家庭である。ところが、介護の中心にいた長男の嫁が脳梗塞となり左片麻痺、自分のことがやっとという状態になった。そのため高齢の妻が家庭のほとんどをやることになったが、高齢ということもあり疲れ果てている。肝心の長男は職場での事故に巻き込まれて大怪我をしてしばらく休職となっているなど、一家は危機状況となったのである。そのため認知症であった彼は、不安と激しい焦燥感を生じ、見当識障害（場所、時間が判らなくなる）まで出てきていたらしい。家の状況を彼なりに心配した結果も関係あるのではという病院の判断はあったものの、入所以外の方法がないと要請があった」

「七十代後半女性、五年前に脳動脈瘤破裂で手術したが、両下肢と左上肢に麻痺が残り家庭での介護が大変さを増していた。それでも家族全員頑張っていたのだが、ある日奇妙なことを話すようになり、会話が通じなくなったという。病院を受診しても入院する必要はないとの判断、しかし意識障害の可能性も捨てられないと言われ、家族は心配のあまり入所させ様子をみたいと希望した」

これらは、認知症になったため本人も当然大変ではあるのだが、家庭はそれ以上に問題を抱えることになり、どうしようもないという訴えとなっているのが判る。入所によって本人はもちろん家庭が助かるということになろうか。言い方は悪いが「認知症は困った存在ではあるが、家族に余裕があると問題視はされない。しかし、家族に余力がなくなると困りもの（負担）になるので、病院や施設はその困りものを扱ってくれるはず」という考え方になり、そこに至ると、認知症には（時には高齢者にも）悪者（困った）ラベルが貼られ、世話されるべきであるとなり、正しい方法であると納得するということになる。本当は、認知症はそもそも長い時間をかけて進行しているので、家族は認知症自体にはあまり困ってはいない。意外に家族も専門家も認知症の中核症状そのものはあまり問題視しないことが多い。その問題より生活上の問題の方が前面にあって、入所判定には説得力があるということになる。

現在の介護保険制度では、介護度の程度を判定基準として入所や受けられるサービスの種類などを決めることになっているが、制度発足当時、実際に入所してくる場合の理由は、認知症の症状は問題ではなく身体症状が重要であり、認知症としてはいわゆる周辺症状から派生してくる行動異常と、家族や関わる人たちの許容範囲との関係で判断されているように見えていた。しかも大事なことは、入所決定が認知症以外の身体疾患の場合、身体の動きの程度が大きな役割を持っていることが一般的だった。

この制度では、申し込があると調査員により介護認定のため調査が行われるのだが、その内容は要支援（1～2段階）と要介護（1～5段階）の段階がある。要介護は、例えば5段階中要介護2の場合だと、「要介護基準等認定時間と認知症加算の合計で世話を要する時間数が五〇分から七〇分未満を必要とする、またはこれに相当する介護状態」と判定されており、具体的には自力で立ち上ったりするのが困難、排せつや入浴などの基本的日常生活において部分的介護が必要、とされるレベルである。一番重度の要介護5の場合では、介護に要する時間が一一〇分以上に相当するとされ、具体的には寝たきりが多く、日常生活全般で全ての介護を必要とし、理解力や判断力が乏しく意思疎通が困難とされるレベルの判定となる。そしてこれらの介護度によって利用できるサービスが決められているので、特別養護老人ホーム入所は、やはり介護度が重度の人たちが対象となっているようである。一次判定は調査員によって行われ、コンピューター判定を経た上で専門家の会議で二次判定が決定となるのだが、この制度では本当にその人が見えるのだろうかとの疑問を持ってしまう。「扱う時間」が長いのは重症との規定なので、寝たきりの人が最大の重症者となるが、その人の心の中には踏み込まないので、悩みや希望に近づくことはできないし、ひたすら外部からの観察が重要な判定要素となっている。考えてみると判るのだが、寝たきりの人の介護より軽度障害で動き回る人の介護のほうが現実には手がかかり大変である。判定には決められた手順で質問したり、指示して行動を見るなど、行動観察を重視するのだが、今まで見たこともない人物が目の前に現れて、次々に質問してくることを想像しただけでも恐怖である。我々精神科であれば最初の出会いから数回の面接を繰り返してからやっと診断ができる位で、それから治療へと向かうのが普通なのだが、一〜二回の観察や調査で判定基準を記載する調査員もかなりストレスなのではないかと思う。老人は得てして見知らぬ人の前では必死に良いところをみせようと頑張ったりするので、調査員が帰るとぐったり疲れてしまうことが多いらしい話はよく聞く。

介護度によって使用できる施設やサービス内容が決められるというのも、本人の意向は反映されていない可能性がある。つまりこの制度方式では、生きたその人に出会うのはかなり難しいと思われる。特に個人の人生観、興味や趣味、大事と思っている事、反対に嫌な事、譲れないことなど個性に関する事柄を調査されることは少ないか全く無いともいえる。どんな生活史があっても一律方式となっているのは日本式なのかもしれないが、疑問が残る方式と考える。さらに、現在は違っているのだが、介護保険制度は当初は身体の状態観察が中心で認知症の部分は軽く見られていた経緯があるので、さらに対象者との関係を狭めた要素でもあったと思う。

認知症は様々な原因はあるにしても脳の病気であり、医療が必要であることは当然のことである。しかも、ゆっくりと進行している場合もあり、始まりはかなり前にあって、いつの間にかというような気がつき方をすることが多い。つまり生活の連続の中にある疾患ということになる。そのため、医療で全部が解決できればいいのだが、ほぼ全部が医療を超えて生活全体との関連でとらえることになり、家族や福祉関連の専門家などの介護への関わりを必要とすることになる。認知症となって失われるものは多いが、人は知的側面だけで生きているのではなく、感情やその人特有の生きてきた原動力があり、それはその人が最後まで失わずに持っているのではないかと想像している。認知症は進行する病気ではあるもののその人らしさは残っていると考えることが介護ではないかと思う。それなら介護の力を大事に考えることが認知症理解になるといえるのだが、介護者は介護の専門家ではあるものの、介護者それぞれに個性があり、それまでの生き方、経験や教育によって違いを生じることがある。精神療法を行う精神科の治療はかなり特異的で、治療者である医師によって治療そのものが違っていることが多いものである。同じ治療理論であっても、治療者の性格や生き方によっては様子がちがう場合があるということである。介護する家族はお互いに個性を知ってつきあえるが、介護者も同じようにそれぞれの個性を認めておく必要があると判ると、単純に世話するだけとはならない。

百歩譲って、世話するという思想を認めた上での介護を考えても、姿勢は「介護する時は、介護する側があれこれ想像する力の広がりを持っていて、ポジティブな考え方の大きい人ほど、あるいは好奇心溢れる考え方が出来る人ほど、幸せな介護を経験できるし、そうなれたら介護者自身も幸せになれる」という発想をしておくと、介護を「おもしろくやること」になる思う。本来介護は人との出会いなのだと考える事が大切なのだが、老人や認知症を問題化して見るのではなく、その人の人生に興味を向けたら、きっと多彩で豊かな人生経験を味わうことが出来るはずと思うことが精神療法的という意味である。

話は少し飛ぶが、関わって幸せになるのとは少し違う、むしろ逆の経験を示してみたい。県の医師会で十数年医事紛争を担当した経験がある。医療事故や医療過誤の問題を当事者と話し合い、その都度専門委員会で調査・検討し、その見解を紛争当事者双方に報告するのが仕事であるが、できるだけ公明正大にという考えで検討会を主催したと思っている。しかし、患者やその家族からは、医師会は当然医師や病院の味方であると言われ続けたものであった。実際には検討内容は委員全員の一致を見るまで行い、その内容は文章化して双方に示していたが、どちらに味方というものではなかったと思っている。そこで感じていたのは、病院や医療の問題を指摘してくる人たちには、程度の違いはあるものの共通した特徴があるということだった。それは治療の初めには同じ方向を向いているのに、紛争に転じると一気に極端な対立構造が出来上がるという変化であり、辛くて悲しい体験になることが多くなってしまうという印象を持っている。このように関係の途中での変化はしかたないものではあるが、認知症を考えるときにも、当人やその家族の変化を無視してはならないのである。

例えば、講演などは聴く人たちと一緒に何かを考え作り上げる作業だと既に述べているが、医療も同じ共同作業のはずなのである。共同作業は患者側と医療者側が協力して病気と闘うことであり、闘争相手は病気なのである。ところが、医事紛争には、医療における共同作業という感じがほとんどなくなり、医療と医療を行う医療者個人の区別があいまいになって、医療への不信なのか医療者への怒りなのか判然としないまま、医療を「対立構造」の世界へと進ませることになってしまう。最終的に理解しあうことが出来ない場合は裁判になるが、裁判はどちらかの勝ち負けを判断してくるので、医療が行った苦労の経過やその間の家族の思いなどには関係なく、辛い思いだけが残ることになる。

認知症を考えるためには、このような対立構造になるのを何としても避ける考え方を工夫する必要があるというのが基本であり、精神療法的と思っている。昔、特別養護老人ホームに入所していた九十代後半の男性が亡くなった。丁度世間ではインフルエンザが流行していた時期でもあったが、老衰としか言いようのない安らかな死であった。職員が玄関でお見送りしていた時、その方の息子さんの言った一言に全員がショックを受け、頭の中が真っ白になったと後で聞かされた。それは「父はまさかインフルエンザに感染させられたのではないだろうな!」との言葉だったそうである。この方は何カ月も面会に来ていないので、初めて会った職員もいた。施設に預けたら風邪すら感染することもなく下痢することすら許されないというような、全てを完璧に管理すべきであると考え、永久に死なないと思っているのかもしれないが、施設であっても病院であっても家族を含め皆の力を結集して「年齢」や「病」と闘うのであり、「お願い」という言葉で安全祈願や病気平癒のような神様に任せたことにはならないのである。一体何の病名で亡くなったら一〇〇歳近い人であっても納得するのだろうか。

病気の治療でも同じことがいえる。受診した時、病気の治療については「治して下さい」「おまかせします」「よろしくお願いします」という一見信頼している関係性があり、病気や治療方法の説明を聞いても、医師の持つ圧倒的知識の前には立ち向かうことが出来ないという感覚、それが昔からの権威主義（パターナリズム）となるのだが、思わず言われたままになっていたりするのである。しかし、治療の結果が思わしくない状態となると、これは医師や医療関係者がどんな努力をしたとしても起こりうることではあるのだが、一瞬にして関係性は壊れてしまい対立構造となるのである。それでも自分たちの考えや疑問を解明したいというのはよく理解できるので、大事なやり取りであるのは確かであるとは思う。現在では普通のこととなっているが、インフォームドコンセントとして、丁寧な説明で納得してもらった上で治療方法を選択していくという考え方がある。それとても医療側から与えられる材料を全部理解できるはずもないので、今は、人生会議（ＡＣＰ"Advance Care Planning"―患者の自己決定が重要であり、それを一緒に行い、しかも変化するのも当然と考えるような人生をどう完成させ、物語っていくのかの共同作業）というやりかたが使われている。

しかし、認知症の場合、本人がその扱いや治療に疑問を持ったり意見を述べたりできない場合が多いので、周囲が責任をもって対立構造に陥らないようにすることが大事である。それだけでなくその人の人生を丸ごと理解するためには、介護する側が何をしたのかも問われることになるのである。特に認知症の介護では、「世話する」あるいは「扱う」と考えると、世話する側と世話される側との対立構造となる可能性があるので、共同作業、つまり相互関係であると意識しておくと、介護は、介護する側の一方的な考えや思い込みで行動するのは間違いであると考えられるようになる。認知症の方たちの思いが理解できない場合があっても、その人の今までの人生、ほとんどが長い充実した波乱万丈の生活体験だったと思うのだが、それを丸ごと尊重する意識を持てば、介護する側の「想像力」や「好奇心」によって全く違ったものになると考えることが出来るのである。更に認知症の方との関係が判るのは、介護する自分側に存在する問題点を検討し、常に自分の感情や想像力を確かめることで、結局は自分を見ていくことになり、認知症を単なる対象ではなく、介護する自分の精神状態が重要になってくることが判るのである。単純に「〜している」「〜してあげている」という一方的なやり方でなく、介護者側が自分の気持ちの動きにつれて、認知症の人たちの状態も違って見えるのが介護力であると判るはずである。精神療法では、単に観察するのではなく「関与しながらの観察（サリバン）」という考え方がある。関わっていると見え方が違ってくるという意味である。

精神療法では対立関係になることを避けるため、相手との関係で妨害的というか侵襲的という介入はしない。具体的には、二つ以上組み合わせた質問をしない（例：ここには何日に入所して、その後は楽しんでいますか?）、何故?という問いかけ、却下（そういうことは良くあります）、直接的助言指示（〜してはどうですか）、質問に答えない、診断しているような評価（その症状は問題です）、対応が無関心、などはやってはいけないとされている。反対に考えると、相手の感情を認める（大変でしたね）、励ます、保証する、傾聴している姿勢などが重要となっていて、いずれも治療者側が注意すべきことであり、患者側の問題とは言えないのである。

実験的に複数の介護福祉士にお願いして、認知症の程度を知る簡単な検査を、同じ日に同じ入所者を対象に午前と午後に行ってもらった。その結果は、一致せずばらばらであり、介護者によって何かが違うことになったのである。後で介護者がその対象となった入所者をどう思っているかを聞くと、それぞれ相手に対する評価に幅があり好感度が違うことが判ったのであった。あえて言うとすれば、精神科の治療もではあるが「介護の質は自分の精神状態を見ると判る」のである。

認知症の症状から人の営みを想像する

当然のことながら認知症の中核症状は全ての患者が持っていて、家族も介護者も十分観察し把握しているものである。しかし、既に指摘したように、その症状だけでは特にというか意外にというか、問題として考え込み、周囲が困り果てることもあまり多いとはいえない。物忘れや記憶の問題などは長いこと見ていて当たり前と思ってつきあってきているので、むしろ二次的な周辺症状の方が大変であり、その対処としての介護方法が工夫されてきたのが介護の基本となっていると言ってよいと思う。

特別養護老人ホーム入所中の認知症の方を介護者がどのようにとらえているのかを見て感じ

たのは、「あの方は?」の問いにはほとんど的確にその人が誰でも想像できるような言い方をしているということに驚くことがある。例えば、「よく廊下を徘徊する人」とか「すぐ文句を言う人」「いつも部屋の隅に座ってぶつぶつ言っている人」「すぐ切れる人」「他人の話を聞かない人」「食事の時はボロボロこぼす人」「必ず何かを言って近づいてくる人」「物盗られの人」「衝動的で蹴る人」反対に「どこか上品」「名門」「偉かったイメージ」「物知りの感じ」「お金持ちのイメージ」などであり、その表現は多彩ではあってもその人を表すことでは見事に言い当てていることが多いのである。

長い人生があり、認知症に罹患し、当人の意思に関係なく施設入所しているその人にとっては大変な事態に陥っているに違いないのだが、周囲から見ると一言でしかも的確に指摘されてしまうような単純な見方が与えられる。一体どういうことなのかを考えてみると、介護者や家族がほぼ一言の表現でその人を表しているということは、今までの生活を映し出す特徴があるのではないかと思えるのである。言い方を変えると、認知症になったとしても、中核症状としては程度や経過の違いはあるものの人が表す症状はほぼ同じで、周辺症状は何らかの特徴ある選択が働いていて多彩であったとしても、その人らしさが出てしまうと考えられそうである。今まで述べてきた、症状かその人そのものとのつきあいかというテーマに戻ると、認知症の場合でも、その人との関係性は、この醸し出す〝その人らしさ〟の特徴を理解していくことが重要で、症状理解以上にその方を知ることになると思う。

〝いつもニコニコしている。誰とも話ができる人〟

このように表現されていた九十代の女性である。田舎の農家出身の方で、五人姉妹の五女として生まれた。戦前は大農家であり田んぼや山持だったが、戦後の農地改革で田の大半を失ってからは一家の苦労が始まったとのことである。そのため姉たちと違って尋常小学校へ通ったあと家事手伝いのまま自宅を出ることもなく過ごし、十八歳の時に両親の決めた相手と結婚するのである。相手は村の駐在所勤務の警官であり当然のことながら転勤生活となっている。十八歳から三十九歳までの間に五男四女という九人の子どもを産み育てている。夫は温和で優しい人ではあったが、酒好きで酒さえあれば何もいらないというタイプであり、彼女が三十八歳つまり五男を生んだ頃に酒での失敗のため警察を辞めるハメになってしまったのである。夫はしばらくの間家で飲んではごろごろするだけの生活となってしまったため、彼女は実家の援助を受け、自分で裁縫の仕事を引き受けたりしていたが、それだけでは到底生活できないと考え、人の勧めで行商をやることになり、これが生活を支える糧となった。夫は出稼ぎに出かけほとんど家には居ない状況であったが、六十歳の時に出稼ぎ先で死亡している。子ども達は全員結婚し県内県外に住むが、結局は三男夫婦と同居し行商を続けて生活しており、近所づきあいも良い方で結構旅行をしたり子ども達の家を訪問したり民謡教室に通ったりの生活を続けていた。夫のことでの苦労はあったものの、子ども達のおかげで幸せな生活が送れていたといってよいが、八十三歳の時に、訪れた長男が彼女の様子がおかしいと気づいたのが認知症発見である。元々受身的でおとなしく、怒ることも少ない性格ではあったが、認知症の症状は物忘れが中心で、家族に知らせずに他人に年金の出し入れをお願いしていたことから問題となったのである。本人は特に理由があったわけでもなく、何となくという程度だったらしいが、お願いしたことすら忘れるようにもなり、次第に寝たり起きたりで、風呂にも入りたがらず徘徊も始まったというのが入所の依頼であった。入所後もこれらの症状は同じではあるものの、いつも誰にでも「ニコニコ」して近づき、内容はよく判らないものの話し好きなので介護者にとっては特に負担になることがなかった。外から見ていると楽し気に会話しているように見えるのであるが、問題は他の認知症の方にも同じように話しかけるので、嫌がられているのに頓着しないので相手が怒るという場面も時にはあった。

彼女の人生を考えると、苦労はあったにしても十分すぎる努力と、それに見合うだけの子どもらからの愛情があり、近所、友人らとの関係からも幸せだった様子がわかり、認知症かどうかの問題より他人を警戒しないでいられる人なのである。ニコニコは彼女の人生上、最高の生き方の工夫でありそれが彼女を救ってきたといえるので、何処に居ても当然の方法なのかと思う。介護者は彼女の人生を知ると安心してつきあうことが出来るだけでなく、それまでの営みを尊重し認めることができるのである。

〝いつもぶつぶつ文句を言っている人〟

八十代の女性である。入所してから、いつも何か文句がある様子で、質問やお願いにも素直に「はい」とか「なるほど」「分かった」などの返事がないのが特徴であり、表題のように言われてしまった方である。

家族からは、性格的には勝気で負けず嫌い、ヒステリックで我儘な人とされての入所だが、認知症としては中等度であり会話も成立し、行動的にもまとまりがあるので介助は少ない状態である。彼女の生活史は実に複雑である。彼女は農家の長女として生まれたのだが、父親が不慮の事故で亡くなったため、母親が三歳の彼女を連れて再婚することになった。母親の再婚相手は既に二人の子どもがいて離婚していたため、子どもの世話が必要との理由で再婚した人だった。その後、母親には彼女の異父同胞が八人も生まれた。彼女は尋常小学校には入るものの、弟や妹らの世話にためほとんど登校したことがなく、そのため読み書きや計算は得意とはいえないままとなった。しかも、十六歳の時の両親の勧めというか命令で結婚することになった。その後に判ったことなのだが、この夫、当時二十三歳は、義父が最初の結婚で出来た男子であったのである。このことは母親も知らず、血のつながりは全くないものの、驚いたとのことである。夫との間には五人の子どもが生まれた。彼女は働き者で、朝は二時三時に起きて田や畑仕事をし、家畜の世話までやっていたという。夫は大酒のみで「女は家事ができればいいので勉強など必要がない」という考えの人だったが、四十代半ばで死んでしまった。それだけではなく、長男は早くに家を出てしまっており、彼女が頼りにしていた次男が鉱山の事故で亡くなり、生活のため必死に働く生活が続くことになった。漬物売り、衣類の移動販売、そして工事現場の賄の仕事など六十代後半まで働き、膝を悪くして入院生活となったことを機に仕事を辞めるまで一人生活を続けた。若い時から実家、つまり父親や元々の兄二人、異父同胞らとのつきあいは全くなかったので頼ることは出来ないと思っていたらしい。その後は、長女宅で同居生活するも落ち着かず、引きこもり生活となりうつ状態と言われたことがあったという。かなり娘の夫に気を遣う生活だったのか、彼女なりに外出して家に居ない工夫をしていたと娘は見ていた。認知症となってからは、散歩しては帰り道が判らなくなるとか、夜中に孫の部屋を覗いたとか、食事が済んだのに要求するとかがあり、娘夫婦から叱咤されることが増えたのが入所の理由となっている。

入所後は、落ち着かず、いらいらしているように見え、周囲に馴染むことができない様子であった。しばらくして慣れた頃からは、介護者や他の入所者の区別なく、ほとんどの会話が文句らしい言い方となってしまったのである。そのことを注意する人には更に大声で対抗するので次第に仲間外れになってしまったのである。考えてみると、彼女の人生は多分常に緊張状態だったと想像できる。母親の都合で見知らぬ家に入り、そこには既に兄と称する二人がいて、次々と弟妹が生まれその世話係、わずか十六歳で邪魔者のごとく結婚させられるが、その相手も何と、義父の子どもだったのである。次々生まれる我が子、一番信頼していた次男の不慮の事故、そして子どもに頼ることもできず一人暮らしという人生なのである。そのことを想像するだけでも彼女が素直に、ましてや天真爛漫になど行動できないのは理解できそうである。施設の安心空間でやっと本来の自分の感情が爆発的に発露されたと考えれば、このままでつきあっていいのではないかというのが皆の見方になった。つまり十分にぶつぶつ文句をいう生活が必要であるということになる。それを受け止めるのが介護であり、いずれ内心の気持ち、即ち大変な人生だったという意味だろうが、表現されることになるに違いないと思う。

ひたすら〝物を盗られる〟という

認知症の人は、自分の物の管理ができず、置いた所を忘れたりするため、物が無くなったと感じる事が多くある。しかし自分が忘れたと認識するのではなく、誰かが盗んだ、隠したと感じて他人のせいにするという「物盗られ妄想」が結構多いものである。

八十代後半の女性の例である。入所後、会話となると「財布を盗られた」「洋服が盗まれた」「大事なお守りを○○さんが持っていった」など、ひたすら「盗まれた」話となった。単純に認知症の物盗られ妄想と判断してもいいのではあるが、彼女のようにその他の認知症症状はあっても問題化していないのに、物盗られは多すぎるという感想を持った。

彼女は農家の長女として生まれた。兄弟姉妹が多く居たらしいが、多くの子どもが幼少時に亡くなっており、結局は彼女と弟の二人だけが残ったという。元々身体が弱い子で両親は過保護であった。そのため当時としては晩婚の二十八歳で鍛冶屋に嫁ぐことになった。夫は足に障害があり歩行困難で徴兵されず、舅と二人で鍛冶屋を経営していた。結婚二年目に女子を生むが、翌年に二人目を妊娠するも早産で死亡、その後は子どもが出来ない身体になったという。その年に舅が他人の借金の保証人となり返済できず倒産、一家は借家住まいとなってしまった。失意のうちに舅が亡くなり、祭りなどの露天商のようなことをしながらの生活で、夫婦二人でやっとという有様だった。夫は身体障害ということもあり、常にイライラすることが多く、彼女は毎日怒鳴られることが多かったが、その夫も胃がんで四十代半ばで死んでしまった。彼女の娘も身体は丈夫とはいえないが仕事のため上京、彼女は一人暮らしとなった。娘が結婚して帰省し同居生活となり孫の世話をすることになったが、あまり世話をする能力がないためか、娘夫婦と孫からは非難されることが多くなっていった。特に小学生になった孫は、時々ではあるものの、彼女の靴を隠すとかカバンを別の場所に移動させるなどのいたずらをすることがあったという。家は居心地の悪い場所になってしまったのか、朝食を食べると出かけては夕方に帰宅するなど、しきりに外出を繰り返す生活となっていた。娘らの評価は「自分勝手」「わがまま」ということになっていた。その生活の中での認知症発病で、最初の気づきが「財布がなくなった」という訴えであった。

彼女の物盗られ妄想は、自分の存在を普通に認められることへの希望であると見える。それまでの人生はひらすら我慢であり、自己主張してきたとはいえない。それはしかたのないことと判っていながら、何処にいても居心地の悪さがあり、内心は安定していないのである。自分の物が盗まれたとは、大事な自分に関心を持ってもらいたいのであって、盗られた物は財布やお金などではなく彼女自身の心なのではないかと考えると、妄想観察はどうでもいいのであり別の声掛けが必要になる。人生で一度も「それは大変だったね」と関心を向けられたことがなかったとしたら、何と寂しい人生だったかという理解が大事であり、今こそそれに共感すべき時であるといえる。周囲に身構えて一生を生きるのはその緊張だけでなく恐怖もかなりの状態だろうと想像できるので、一緒に探しましょうとか大変さは判るという見方をひたすら伝えていくことになろう。

〝口を開くと暴言〟I

八十代半ばの女性であるが、自宅でも入所してからも、誰かと会話するとか質問されるとかの場面では必ず暴言となって返ってくるという方である。彼女は会社役員の父親の元、五人兄妹の末っ子として生まれた。裕福な家でお手伝いさんの世話で全てやってもらうという生活であり、高等女学校を卒業し花嫁修業するという環境だった。二十八歳で両親の勧める相手と見合い結婚する。夫は会社経営者で優しい方であり、彼女が困るとか悩むというようなことを引き受けて自分でやってしまうような人だった。子どもは出来なかったが、彼女が五十歳になった時の希望で夫の親戚の女性を養女とした。成人して仕事も持っていたので一緒に住むという関係ではなかった。夫は七十歳を機に会社を社員の一人に譲り、彼女と二人で余生を送ることにした。ところが、夫はその頃すでに認知症を発病しており、進行著しく、一年もしないうちに施設へ入所したが肺炎を併発し亡くなってしまったのである。彼女は予期もしなかった一人暮らしとなった。ところが実際一人になってみると自分が何もできないことに気が付き姉を頼ることになるが、姉の観察から彼女自身が認知症らしいと判明したのである。姉は養女に連絡し彼女の世話を要請することになった。養女は決心し仕事を辞めて養母の世話のため同居するが、彼女との関係がうまくできないままで、ケアマネージャーに相談し施設入所を決めたというのが経過である。

彼女の人生は、実家では両親や姉兄、それにお手伝いさんらの世話の上で成り立っており、結婚してからは夫からの世話で成立していたのである。彼女自身が自発的に何かを成したということは姉らの話からは伝わってこない。それでも皆から受ける世話は彼女にとっては自然なことであり特に問題と思ったことはなかった。そのため、自分が一人で行動するのはとんでもなく大変な事であった。世話係としての養女は既に成長した成人からのつきあいであり、彼女の何も判断してこなかった人生など判るはずもないので、普通に接することになる。普通というのは「自分で考えなさい」「自分で決めたら責任を持ちなさい」ということである。周囲も同じように接したため、彼女は「何故こんな酷い目にあわされるのか」と感じたに違いなく、暴言は彼女のＳＯＳの悲鳴なのだと判るのである。自分が出来ないこと、判断できないことは親、夫、姉、幼少時はお手伝いさんがやってくれていたし、それは自然な事であり別に彼女が命令したり指示したものではなかった。これは赤ちゃんが、泣くことで母親はじめ周囲があれこれ想像して満足するまでやってくれるのと同じような出来事なのである。

認知症の流れを見る前に老人側の気持ちを想像する

今まで示したような例は数えきれないほど多く経験する。簡単にあの人は?と表現されている中身は、実はその人の今までの生活あるいは営みを醸し出している雰囲気を感じているものと考えてみると、問題であるという判断より、その人と出会うための時間に思えるのである。しかし、自分の人生がたった一言でまとめられるようなものであるはずはないと考える方が本当である。長い人生経験の全てを知ることは出来ないまでも、その人の核心となっているものは何かということに触れる体験はできないものだろうか。人の部分が強調されるといかにもその人が浮き彫りにされていると思ってしまいがちだが、もっと多彩なその人の人生を知ることが関係を持つ工夫になると思う。簡単に言えば「そういう所もあったのか」という見方であり、その繰り返しから全体像が見えるはずである。ならば、認知症の症状(実際には存在しているのだが)を一旦無いものとして、その人の生活史を記載してみたらどのように見えるのかを確かめてみたいと思う。

〝口を開くと暴言〟Ⅱ

八十代半ばの女性である。父親は職業軍人であり母親は専業主婦、彼女は長女として生まれ弟がいる。父親は日露戦争で戦死したため祖父母の元に引っ越したが、祖父は厳しい人であり、母親を離縁し、姉弟二人を父親の弟夫婦に引き取らせたという。養父母は二人をかわいがって育ててくれたが金銭的問題もあり、彼女は尋常小学校だけで家事手伝いとして過ごすことになる。二十三歳で見合い結婚、夫は雑貨屋を営んでいたが、彼女に店をまかせて自分は出稼ぎ生活をした。放漫経営だったために生活は苦しいものだった。子どもは三人産んだが一人は幼少時に亡くしている。夫は生活を立て直すと決心し樺太へ単身で出稼ぎをするが、そこで知り合った女性との間に生まれた女の子を連れ帰ったという。困った二人は相談の結果、この子を夫の兄夫婦の実子として育ててもらう事にしたのである。この事件から夫婦関係は最悪となり、世間体のこともあって一家は別の町へ引っ越すはめになった。夫は長男が勤務する会社に雇われることになった。長女は既に嫁いでいたが、長男が結婚したことで関係に変化が生じ、夫はまた単身で上京し出稼ぎ生活となった。その二年後にまたもや別の女性との同棲生活が発覚、彼女が家を出て一人暮らしをするようになった。夫は何事もなかったように帰省した、がさすがに長男らとの同居はできないまま、彼女、夫、長男夫婦と三カ所別々の生活となった。経済的には長男が面倒をみていたが、夫が脳梗塞で寝たきり生活となったため、彼女が介護することになり最後を看取ることとなったのであった。このころから彼女の話し方はきつい言い方になってきており、他人の意見や助言にも即座に反応、暴言に近いものになっていたらしい。

その後に彼女は認知症を発症するのだが、ここまでの生活史を見ると、彼女に何か落ち度があったわけではなく、真面目に一生懸命生活してきた人なのだと判る。よく我慢をしてきたものだという感想になるが、これらの生活の次に生じた認知症は彼女のそれまでの人生に比べたらあまり問題視して見るようなものには感じられない。

〝働きづめの人生〟

八十代の女性である。農家の次女として生まれた。高等小学校を卒業し家業の農業の手伝いをして過ごしていた。姉は父親の勧めで婿養子を迎え二人の子どもを産んだが、元々病弱だったこともあり、二人目の女児出産後に亡くなってしまった。しかし、父親は婿養子を後継者とは認めず、強引に離縁し追い出したという。姉の子に家を譲るつもりだったらしい。彼女は二十歳で見合い結婚をするが、父親は家に入ることを許さず、多少の田んぼを与えて分家とした。彼女は五人の子どもに恵まれたが、農業だけでは生活が成り立たず、夫は出稼ぎ生活となっていたが、四十二歳の時に胃がんで亡くなっている。彼女は夫の死にショックを受け、治療した病院の悪口雑言を近所中に話していたという。一人で子どもを育てるためにひたすら稼ぐ日々となったが、働き者で、家の田畑仕事以外に男に交じって土方仕事までやっており、一日も休むことがなかった。子ども達にしつけを教えられなかったと後で話しているが、子ども達は立派に育っていて、四人は県外で家庭を持ち、一番下の次男が彼女と同居している。日常生活でも冗談もなく黙々と働くだけであり、あまりにも彼女が田畑や仕事に執着する様子をみかねて、次男がゲートボールの道具を買いそろえて参加を勧めたが、一度も使うことがなかった。七十代になって認知症を発症するのだが、彼女の生活はひたすら働くという信念のみであったように見える。

このような例は、長い年月生活してきた人たちにとっては普通の歴史かもしれない。その人の長い人生を知ると、苦労や大変さが判るのだが、本人はそれが普通のこととして毎日を過ごしてきたのである。その生活を前にしては認知症の診断は色失せてしまうように感じるのである。

奇妙なたとえ話をすると、現代はお米が無くて食べられないと思う人はいないと思うが、少し前には米が配給制だった時代がある。かなり前から食料は管理されてはいたのだが、戦争で決定的に食料不足となり、昭和十七年に食糧管理法が制定されて米穀通帳が与えられ、それによって米の配給量が決まっていたのである。そのため、私らの年代では、すでに戦後なのに大学入学時にこの米通帳を持たされて、寮なり下宿なりの主に渡さないと配給が受けられないことになるのであった。昭和四十四年には形骸化してはいたのだが、この制度の正式廃止は何と昭和五十七年である。いつも飢えているような生活であり、こんな酷い話は現代の感覚ではおかしいし笑い話なのだが、当時は誰も疑いの目を向ける事もなく従っていた、つまり普通のこととして受け入れていたのである。現代は平気で飽食の時代を過ごしているのだが、世界中の料理やお菓子を食べられる環境を当たり前と思って生活しているし、これも特別とは思っていない。自分にとって過去の飢えた時代と飽食の現代のどちらが本物なのであろうか、例として登場した彼女らにとって過去の苦労生活と認知症の今との比較に意味があるものかと考えると、人の生活は〝そういうもの〟と思うと、そのままで推移して終わるのであろうかと思ってしまう。高齢者はその長い人生を喜び、幸せ、悲しみ、苦しみなどあらゆる感情体験で過ごしてきたのである。その総和として認知症も含めここに居るのだから全部を引き受けるしかないではないか、明日は我が身なのだから、ということになる。

認知症の予防は必要か？

講演を頼まれると「認知症予防」というテーマだったり、またよく相談をうけるのは認知症にならない方法があるかという内容だったりする。考えてみても、恐ろしいことに結論としてはどうやら自分が認知症になっているかそれに近いのかと思っていて、とても予防について話す資格がないのかもしれないことに愕然としてしまう。最近は、人の名前を忘れて全く思い出さなかったこともあったり、夫婦で「あれあれ！」だけで会話することも増えたりしているが、実は現実的にはあまり困ってはいないのも事実である。

また、様々な学問的成果では、認知症になる原因の研究は、遺伝も含め多くの研究結果を見ることがある。しかし、実は認知症にならない方法があるのかについてよくは知らないことに気がついている。精神科医の老後など、本当にどうなるのか多分認知症になって周囲に迷惑をかけていることだろうと思ったりしている。後輩に「私が認知症になったらよろしくお願いしますね」と本気で頼んだ時「大変扱いにくい患者になるでしょうね。お断りしていいですか？」という返事だった。冗談で「ボケたりしませんよ」という同情の意味かもしれないと好意的解釈もしてみたが、実は本音だろうとも感じている。つまり、これまでの私の行動や態度を思い出していて本気で大変扱いにくい患者になると想像したに違いない。そこで「きちんとボケるから」

と言ってみたのだが返事はやはり同じであった。

始めに出した認知症予防協会のぼけ予防十カ条は、とても重要で、もしかしたら本当かもしれないと思えるような内容ではあるが、一歩引いて考えてみると、それはどれもこれも認知症予防というより「人生」の過ごし方、ありかたについての提案であるように見える。このようにできたら幸せになりますといいかえると納得できるのだが、認知症にならない？と考えるには少し無理があると思う。私自身、認知症になったら扱いにくいだろうと述べたが、認知症に関係ない元々のところで頑固で自分勝手、主張を曲げない、協調性のなさなど思い起こしても他人に介護される立場になっても同じ態度だろうと自覚しているので迷惑だろうと思うし、そのことを後輩は判っていて主治医を拒否したのだろうと思う。今のところはまだ我慢して表面的には何事もないよう振舞えるとは思っている。

経験上からは、どんなすばらしい頭脳の持ち主だった方でも、あるいは世界的に高名な学者であっても、すてきな美人さんでも、認知症になることはあるし、これは老人になったからというだけでなく、多くの病気や事故でも起こることなので、医者はそういう例を多く経験せざるを得ない。

聞いた話ではあるのだが、学生時代にお世話になり尊敬し大好きだった教授が認知症になり入院した時のこと。毎晩のように「回診する」と言っては病棟を一回りしていたと聞かされたが、当時の看護師はそのまま夜中の「回診」についていったとのこと、感心すると同時に側に居なかったのをホッとしている自分がいた。また、これも友人からの話であるが、彼の九十代の母親の話である。自宅で同居介護だったが、お刺身が大好物だったらしく、彼の奥さんが市場でいい品を見つけいつもより大量に買って帰り、「お義母さん、いい刺身が手に入りましたよ。どうぞ召し上がれ」と食卓に並べたそうである。ところが大好きな刺身には全く手を付けることがないままだったそうである。後で判ったのは、ヘルパーさんへ語った内容で「こんなにも高い立派な刺身が出るのは、私はもう駄目ということらしい」というのである。自分がもうすぐ死ぬことを判っているので大量の刺身が出されたと思ったということである。これらの例を認知症の症状として考えるのではなく、これらを語ってくれた人たちの心境が重要ということである。つまり、言い方が変かもしれないが、介護側の人たちは、認知症関連で生じる出来事を楽し気に面白く語ってくれているのであり、それは、認知症の教授や認知症の母親を温かく見ているということである。それまでの長い人生を十分認めている、あるいは尊敬しているままに一緒に居て、語っているので、聞いている当方も楽しく聞いていられるのである。ここに介護する側の想像力、あるいは余裕と言いかえてもいいのだが、介護力の大きさを示すことになっている。

認知症を考えるということは、完結しているようなおとぎ話や童話を、更にその後の続きがあると考えることだと思っている。つまり、シンデレラ姫や白雪姫などのお話は素敵な王子様と結ばれてめでたし、めでたしとなるのだが、実際はそうではなくその後の苦労話があるということである。二人は夫婦喧嘩や生まれた子どもの非行に悩んだり、王子様の浮気に心を痛めたり、借金の心配などという人生の問題を持った上で、病気か年老いるかは別としても、認知症へと移行することがあるのが普通と考えられる。お互い大変な波乱万丈な人生だったといいながら、相手に迷惑をかけながら生活してきた、生きてきたことに気がついてこそ人生といえるのではないかと思う。

そんな考えからは人生とは「皆に迷惑をかけられる自分になる」しかなく、生きるということは「迷惑をかけてもいい人生を送ること」と言い換えてもいいのではと考えている。自分は、自分の将来、といってももうすぐ終了とは思うが、多分多くの人たちに迷惑をかけることになるだろうと感じている。自分が認知症になるということだけでなく、既に強調したように人は一人では絶対に生きることは出来ないし、また死ねないと思っているからである。一般的に死ぬときは一人という言い方があり、座って半畳寝て一畳のように、それしか必要がないという言い方もあるが、経験上、一人で死ぬことは今の時代では不可能に近いものである。自殺すれば一人だし勝手だと若者は言いそうだが、実は大変な迷惑をかけるものである。人知れずに死ぬなどと言っても、大勢の人たちが捜索したり、本当に死んでしまっても、発見から検死、解剖のための搬送となり、犯罪がらみを想像されたら警察あるいは裁判所を通じての法医学教室での司法解剖や、捜査など、それこそ多くの人たちを巻き込むことになる。多分、かなりのお金の損失もあるはずである。なによりも家族や友人知人らを悲しませ悩ませることになるのは最大の罪である。

そこで、生き抜いて迷惑をかけるので、何とかよろしくと皆にお願いする、つまり「迷惑をかけることができる人生」というのが大切なテーマとなると考えるのが普通の人生の締めくくりであると思っている。そのことを理解すると対立構造の関係から逃れることができると考えている。

自分を振り返ると、自分の無力さを感じる場面が多かったこともあり、自分のやり方や、下手すると能力も限界かと思う事もあったが、それでも何とか続けてこられたのは、時間が経つと別の考え方を発見し違う自分と出会ったためであると思っている。有名な心理療法の一つである内観療法の課題は、「多くのことを他人や親兄弟にしてもらってきました」し「迷惑をかけて生きてきました」が、「自分がして返したこと」は本当に少ないものだと感じるというものであるが、それを実感するしかないと思っている。「して返したこと」と「してもらったこと」を比べると、穴があったら入りたくなるほどの差があるのが普通の人である。この方法は、浄土真宗が昔修行として行っていた「身調べ」という方法を、数十年前、奈良の吉本伊信先生が心理療法として科学的な治療法に発展させたものである。自分を見つめ考えることは一般的な意味では「反省すること」であるが、ほとんどの時代を通じてとなると、反省などというなまやさしいことではなく、死にたくなるほどの自責的状態となってしまうことがあるのは想像できる。

しかし、もう駄目だと思った瞬間、「こんなに反省していることを自分に知らせているのは誰なのか」という思考が浮かんでくることを経験するのだという。それは他人から言われるのではなく、自分のなかにある正義あるいは正しい自分ではないか、真の自分が反省させているのでないか、と感じることができるということらしい。

浄土真宗は他力本願の思想であり、自分の無力さを知ることで阿弥陀如来に完全に帰依する以外ないと判る信仰らしい。別の仏教的考え方として禅宗があり、自ら悟りを目指す自力本願が主題なのだが、究極には同じように見える所がある。既に述べた「無門関」の把手共行という言葉を表題にした理由である。これは手をとりあって共に行くという意味になる。共にとは、有名な四国巡礼の時の空海上人と一緒という同行二人とも似ているが、同行者は師匠であり親、先輩、友人そして仏であるかもしれないが、この言葉には自分自身が含まれるということであると考える。苦悩する自我の奥に潜んでいるもう一人の自分に気が付くことと言ってもいいのではないかということである。この発見からは、生活している自分はたいした人生でもないが、そういうことを反省するあるいは恥じと感じる自分もいるのだから、そう捨てたものではないと思えるはずで、こんな私で迷惑ですがよろしくとお願いするしか人生はないということになる。

お願いできる人生とは何かというと、それは、人間関係で信頼できるということと同じといえる。信頼するとは、お互いの関係であると普通は考えるが、自分側からという方向から見れば、相手がどう思っているかという交渉事としてではなく、実は一方的に「私は信頼していますので、お好きなように考えてください」とまかせることと同じことになる。これも対立構造を抜ける考え方となると思う。このように対立関係を排除すれば自力も他力も同じになると勝手に思い込んでいる。こんなことを考えるのが老人である。

自分の身近な老人を世話するとか、老人を扱うというテーマで考えると、年をとると身体は動かなくなるし、ついには寝たきりとか垂れ流し状態となることもあるし、時には、認知症となり徘徊やら幻覚妄想、時には興奮状態まで生じることもある。つまり、周囲は実に大変な思いや大変な労働を強いられることになり、そこでの感想は、ひとこと「大変」ということになってしまうのである。しかし、老人側からの健康についての提案は、「自分の将来を想像しながら関わってみてほしい」「人間八十歳過ぎれば、何かしようとしてもうまくは出来ないのだから、しょうがないではないか」ということなのであり、これまでの人生は一生懸命生きてきたし家族や世の中にも何かしら奉公してきたつもりなので、迷惑はかけるが、お願いするしかない状態になってしまった「悪いね」「ごめんね」ということである。

老人は迷惑をかけてもいい人生を送ってきたのか？　その判断を任された時の自分を考えてみれば目の前の人の長い人生を全て否定することが出来る人は多分いない。それならば老人を世話する家族や介護者にとって必要なことは、まずは老人の人生、生まれてから今日までの全てを知ってみようということになると思う。生まれた時は大金持ちでも先の戦争で全てを失ったとか、借金などで苦労して学校を出たとか、とんでもない夫の暴力にもめげずに三人の子どもを育て全員が立派になったとか、会社や社会のためにずいぶんつくしたとか、自分の趣味でやったことで表彰されたとか、思いがけず病気したが何とか治療できたとか、それこそ一人ひとりが他人と違う、それぞれに価値のある素敵な人生があるということなのである。そのかけがえのない人生を知ったとき、自分に当てはめて、自分はそのような人生を送れるだろうかと考えてみること、それが関わるということになる。その結果、多くの若者や家族はそこまでの経験には至らないわけで、多分かなわないと感じるはず、つまりは尊敬するしかないことになる。尊敬する人をどう扱いますか？　どうしますか？　答えはおのずと扱うだけではなくなると思う。老人には自分が認知症になる前段階では「迷惑かけても許されるような人生を送ろうではないか」と呼び掛けておきたいのが本音であるのだが、結構大変な努力がいるものである。

若い時から老人となった現在まで、色々あったがそれもこれも全部含めて私自身なのだというしかないという考え方である。人の長い人生を知っていくと、一言では表現できない程の厚みのある人生を想像することになると老人達は思っているのである。それでも認知症予防は必要なもの？　と余計なことを考えてしまう。

「媚びるイメージ」一家を背負ってきた人生

八十代女性である。特別養護老人ホーム認知症棟に入所となったのは介護していた娘が病気で亡くなったためであり、引き取り手がいないかと探して、幼少時に別れた長男がいると判明し引き取りをお願いしたが断られたためと説明があった。症状はあまりにも他人に依存する、繰り返し同じことを言う、独り言が多い、夜の不穏や興奮、何でも口に入れるなどであり明らかな認知症と診断されていた。娘と二人暮らしだったので結局は誰も介護する人がいないと判断され、福祉からの要請ではあった。入所後も症状は同じで、他の入所者にもべったりとくっつき依存して行動するとか、何よりも常に不安状態で周囲に対しての不信感が強い印象であった。この不安解消が介護の目標になったのだが、診察場面でも介護する場面でもすぐに頭を下げて謝るような態度になるなど、何か異様な依存関係で、一致した見解は「媚びるイメージ」

であった。誰かの側にいないとあてもない様子で徘徊してしまうのが特徴だった。介護の目標としては、「穏やかな気持ちで生活できるよう援助すること」に定め、そのためには、本人が悩んでしまう会話を避ける事、過去にはしばらく触れないで日常会話を増やしていく、本人が話してくる場合はなるべく間をおかないで拝聴する、職員は身構えないで笑顔で接する、などのやり方を決めていた。それは、彼女のこれまでの生活に何か大変な負担があったかもしれないと皆が感じたためである。

その後かなりの時間を必要としたが、次第に過去の生活状況が判明していった。彼女は農家の三女として生まれたが、兄・姉らのことは誰も判る人がおらず、最近は全くつきあいもなかったとのこと、小学校も途中で行かなくなってそのままだったという。隣町のやはり農家に十八歳で嫁いだが、この夫は実は北海道で既に結婚していたのに、親に跡継ぎ問題で連れ戻されたという男性で、彼女との関係は跡継ぎを生む役目だといわれていた。四人の子どもを産むが夫は北海道の女性との関係が続いており、彼女は何回も家を出ては離婚話を繰り返しその間に子どもが生まれるという繰り返しだった。やっと離婚が成立したのだが、その頃には実家の両親が体調を崩し、両親は出戻った彼女への再婚話を勧めた。相手は三人の子どもを残したまま妻を亡くした農家だった。その子らの養育を承知して結婚するのだが、夫は信じられない程の吝嗇(りんしょく)であり、彼女が米を勝手に使うのを恐れ、米びつの米に自分の手形を押して誰かが米をすくったら分かるようにしておくような人だったという。それでも耐えて三人の子どもを育てたのだが、長男と次男は病気で早くに亡くなり、次いで夫も亡くして残った娘との暮らしとなったのであった。彼女は家計を助けるための製紙工場の下請けでトロッコ押しの仕事までやったとのことである。更に離婚の時置いてきた息子に介護を断られたのは、その息子が精神的病気に罹患しているためとの情報も入っていた。いかに苦労したかが判る。このような情報は従妹や福祉関係から得られたものではあるが、それほど間違ってはいないと思われる。重要なことは、これらの情報を知った介護職員の反応である。彼女の異常と思われる行動に対してもほとんどマイナスな反応は少なくなっていったといえる。媚びるイメージは、彼女が生活していくため身に着けた自分を守る方策だったのではないかと考えられ、彼女の生活での人間関係でこれ以上攻撃に晒されたら生きられなかったかもしれないのである。彼女の場合は思いこみやこだわりというより、生活するための思いそのものになっており、介護者はそれを承知できるようになった。寄り添う介護は何かをしてやる事ではなく側にいるだけという姿勢になったのであるが、認知症介護という狭いやり方での対応ではなく彼女の人生をどう理解し彼女の思考方法をどう支持するかという対応は、彼女の今までの人生全部をそのまま尊敬することになる。印象としての「媚びる」にはもっと深刻な彼女の人生を想像させるものがあるかもしれないのであり、それを知って行く姿勢、つまり精神療法的方法が安心を生んだといえそうである。

妻との二人三脚人生

七十代後半の男性の話である。七十歳の時に妻を亡くしてからアルコールに頼る生活となり、次第に認知症を認めるが、初期から意欲低下となってしまった例である。一人暮らしが出来なくなり親族の勧めで入院したが、全く気力がなく反応も鈍いという状態を不審に思った内科主治医が精神科を紹介、そこで認知症と診断され入所したものである。入所後の生活も「具合悪い」という訴えがあるだけで、終日、ぼんやり何もせずに過ごしている状態であり、たまに「ここはどこか?」と言いながら歩き回ることが活動だった。介護者の何とか反応を得たいという刺激にも反応がないままだった。

彼は農家の五人兄弟の四男として生まれた。彼が五歳の時父親が死亡したため、生活は苦しい状況であり、学校は青年学校(当時)止まりだった。彼の希望で警察官になったが、柔道の練習中に骨折したことをきっかけに退職、役場の事務員として採用されるも一年で退職している。どうやら何をやっても自信がないままで仕事が長続きしない飽きっぽい性格で、趣味もなくスポーツも苦手、そのため友人もほとんど居ないという生活だった。彼が二十九歳になったころに親戚の紹介で婿養子に入ることとなった。妻は彼と違って真面目、几帳面で働き者であり、彼を支える役目を担うことになった。子どもは男子二人と女子二人の四人が生まれた。彼の仕事に関しては独身時代とほぼ同じパターンであり、近所の会社事務員で二年、造船所作業員二年、塩田の作業員三年などであり、腰痛のため数年間は全く仕事をしない状況まであった。当然生活は困窮し妻の実家からの援助も受けていたらしい。それでも何とか生活を立て直そうと八百屋を開店、これは一番下の子が中学を終えるまで続いたという。その頃に結核が発見され、一年近く入院生活を送ることになったり、早期胃がんの手術を行うなど、彼にとっては病気の日々となった。その後は、ガス会社からのガス巡視の仕事をやるようになっていて一応は安定した生活となったが、ここまで、ほとんどが妻の働きで子育てができており、四人の子ども達はそれぞれに生活できるようになっていた。彼が子育てに口を出すこともなく妻からも意見を求められることも無かったようである。彼は自分から何かを決めるとか行動することはないといってよく、子ども達によると「妻にべったり」であり、一番批判的な次女によると「ぬれ落ち葉のよう」といわれていた。

　ところが、彼が七十歳の時、その頼っていた妻に子宮がんが見つかり短期間で死亡するという事態となったのである。一人暮らしとなったのだが、相当のショックだったらしく、唯一の表現方法なのか連日の酒浸り生活となっていった。食生活も乱れ、近所に住む次女の所に、「耳鳴りがする」と電話で訴えてきていた。自分から連絡することがなかった父親であり不審に思って訪問した所、家じゅう酒瓶だらけでごみだらけの有様、栄養不良に見え脱水もありそうと内科受診させたものであった。

彼の人生は、一人では何も出来ないままだったのだが、結婚を機に妻との二人三脚状態が普通であり、多分生活の煩わしい部分は全て妻が何とかして解決してきているので、彼はただ、その時々の自分に与えられた事をやるのが生活だったのだと判る。二人がユニットで生きるということであり、彼には自分が一人で生きる計画は最初から無かったともいえるのである。これも人生幸せだったのかもしれないが、介護としてはいずれ頼ってくるかもしれないことを前提に見守ることになる。

外からみると特異的な人生や生活のようであっても、当人にとってはそれが普通であり安定した生活の仕方である場合がある。その在り方を間違いであるなどと指摘するような治療や介護はありえない。若い頃に、〝先生〟から宿題を出されたことがあった。その課題は「不安」について考えるというもので、「名人と言われていた掏模（すり）がいたが、ある時自信をもって掏ったはずなのに刑事に簡単に見抜かれてしまった。それ以来自信を失い、掏模が出来なくなっている。治療は、元のように自信をもって掏模ができるようにすることなのか」という内容だった。治療とは倫理的に善悪を治療者が決めて正しい人間を作ることなのかという意味を問われたのだと思う。例えば、宗教問題でも、政党支持でも、教育論であっても治療者の考えを相手にどう伝えるのか、伝えたら駄目なのかということでもある。若い頃は、掏模の名人に自信をつけて戻すのが治療なのではないかと考えたこともあったが、次第にそうではないと思うようになっている。つまり患者が持つ信念や信心はそのまま尊敬するものの、治療者である自分にも医師として人間としての信念があるので、それは相手と比較して上下を付けられるものではないのである。

ある宗教関係の人が、「信仰によって私どもと一緒に天国へ行きましょう」と親切に提案してくれたことがあった。私の答えは「私だけが周囲の人たちや患者さんを置いて天国へなどとは考えられません。その人たちが苦しんでいるのを天国から見ているのですか？」というものであり、相手はそのまま帰っていった。これらの例は、どうしてもある一点に焦点が当たっているように思えるのである。人はもっと広々とした世界を見ることができるし、常に変化していく様を味わうのが人生なのだから、「掏模もいいが、もう少し別の世界もあるよ」という提案が通じるつきあいができるのが面白い。

認知症を流れで見ていくと対立しない

認知症は病気であり多くの診断名がある。認知症は高齢者だけの病気ではないが、高齢者を対象に考えると、アルツハイマー型認知症（アルツハイマー病）、脳血管型認知症、前頭側頭型認知症、レビー小体型認知症などはどんなところでも話題になる病気で、それぞれの疾患の特徴が知られているが、これらの診断は専門家が行うし、早期発見が重要とされている。しかし、治療を中心と考える医療や長期間を要する介護の立場からは、認知症はきちんと治療したら治る?ものではないと判っていながらの対処となっている。そのように考えると、専門家が一番力を入れる詳しい診断がどんな意味を持つのか判らなくなることがある。どんな診断名でも、認知症は進行していくし、確実な治療法は無いわけで、最終的にはほとんど同じ症状を呈していくように見えるのである。

知られていることだが、いわゆる治るというか治療によって改善する認知症が一〇%位あることはきちんと知っておくべきである。老人関係の認知症疾患以外にも多くの認知症が存在するということにもなるが、改善する病気でよく知られているのは、慢性硬膜下血腫、特発性正常圧水頭症、神経免疫疾患に伴うもの、感染症(脳炎、髄膜炎など)などがあり、早期発見、早期治療が重要な例である。

逆に、高齢者に関係なく、治せない難しいものとしては、急速進行性認知症というものもあり、一時有名になったプリオン病(狂牛病)とか、炎症性脳症(ヘルプス脳炎、帯状疱疹脳炎など)、自己免疫脳炎、アルコール性認知症、重度の一酸化炭素中毒とか悪性腫瘍からの認知症などもあるように、他の病気との関連もあり多彩であると考えるのがいい。

八十代の長年一人暮らしの女性が、突然その息子と一緒に受診してきた。他所の診療所に電話をしたら予約が一杯で無理だと断られたとのこと、少し待てないのかと聞くと、自分は他県に住んでいて今日にも帰る必要がある、母は電話で話したが何を言っているのかわからない状態だったので急いで見に来たが、やはり様子が変、認知症に違いないと思う、それで「成年後見制度」のため、家庭裁判所に提出する診断書が必要だというのである。施設に入所させていく予定はあるが、この診断書がないと財産のことや、もしかしたら今まで何か契約しているかもしれないので不安、認知症と決まれば訂正もできるのだとのこと、とにかく早く診断して診断書を書いてほしいというのであった。診察時にぼんやり状態が意識の混濁に見えて、検査しないと単純な認知症診断は出来ないと伝え総合病院を紹介すると伝えたが、息子は激怒、それでも検査が必要と説得し紹介した。数日後に息子さんが訪れて「慢性硬膜下血腫でした。お陰様で手術で回復しそうです」との報告があった。簡単に認知症と診断しないでよかったとほっとしたものである。

別の八十代後半の女性の例では、家族が農繁期で忙しすぎるとの理由で、部屋に外鍵をかけて農作業に出かけていたため一歩も外に出ることができないまま部屋で寝ていた事情からか、特別養護老人ホーム入所時は無言のまま受身的でまるでロボットのような状態、明らかに認知症の診断を受けてのことだった。しかし、入所後、自由に動くことが出来るようになったところ認知症らしさが消えて、とても元気なおばあさんであることが判ったのである。これなどは、精神的な制限下で生じた意欲低下、仮の認知症といえるものである。家族は農繁期ともなると猫の手も借りたい忙しさとなり、おばあさんにつきあっている暇はなく、それでも火の始末の心配や一人で外出などして怪我したり事故に遭ったりしたら大変と考え、苦肉の策として部屋に食料をふんだんに置いて、おとなしくしていてほしいと願ったのであった。しかし、人は一人で狭い部屋に閉じ込められるのはそれなりの恐怖体験となり（拘禁反応）、ある種認知症と同じ症状を呈することがある。このような例は意外にあるので、認知症の診断は慎重であるべきと思うのだが、今ある症状だけを問題視するのではなく時間経過の中で変化していく様子を診ていくのが大事である。

認知症であるということを教科書的に考えてみると、基本的に必ずあるといってよい症状（中核症状）とそれに伴う行動心理症状（周辺症状）があるとされる。中核症状は、記憶障害（物忘れではあるが同じ物を買う・伝言できない・次にすることを忘れるなど）は重要で、実行機能障害（料理、買い物、接客、リモコン、ＡＴＭ、トイレ使用など様々なことがらを要領よく遂行できない）、失見当識（時間、場所、人物が分からなくなる）、注意障害（ぼんやり、集中できない、飽きる、散漫、無視など）、失語（言語能力の低下）、失行（意図した動作や指示された動作を行うのが困難）、失認（対象を知覚しているのに認知できない、情報処理がうまくできない）などである。しかし、既に述べたように、問題とされるのは周辺症状の方であり、それらは、焦燥感・不機嫌、易怒性・易刺激性、不穏・興奮、攻撃性、幻覚・妄想、昼夜逆転・不眠、徘徊・不潔行為、食行動異常、意欲低下・無気力・抑うつなどがある。これらを考えていると、かなりの大変さとか面倒な思いにならざるを得ないことが、認知症自体を問題なのだと思わせる要因になっていると思う。

認知症の治療も最近は進歩しているが、基本は薬物療法と非薬物療法である。、薬も根本療法と対症療法があるが、完璧なものはまだ知られていない。非薬物のほうは、環境整備、回想法、現実見当識療法、認知リハビリテーション、リハビリテーション、バリデーション療法、認知行動療法、音楽療法、芸術療法などが知られていて、これらの組み合わせで行うのが普通であるが、これらは専門の人たちに任せることにし、関係性のテーマに限定して考えてみたい。

認知症の診断には多大な時間をかけて詳細に診断することが普通だが、それを治療や介護する場合には、それほど厳密な診断名や治療方法や、介護方法の詳しい区別を考えてやっているかというと、それ程ではないことがある。実際にはもっと単純に考えて行動しているように見えることがある。その理由は多分、認知症はほとんど順序が決まった経過をとる傾向があるからである。多くの例では、最初は物忘れや物覚えの悪さ（新しいことを覚えられない）から始まり、そのことに気づいた時から悩んでノイローゼ気味になる人もいる。この時期に自分から受診する人もいるが、次第に記憶障害などの中核症状が明らかになっていく過程が始まる。次の段階では、程度や期間は様々ではあるものの、いわゆる多彩で激しい状態、幻覚妄想、興奮、徘徊など周囲が困るという、先に述べているようないわゆる周辺症状が優位の状態になることが多い。その時期が過ぎると、今度は少しずつ発動性が低下し、無気力無関心な状態、ついには寝たきりの状態へと変わっていくのが経過である。病気の種類によって強調される症状や程度の違い、進行の早さ遅さがあり、それぞれの段階での様子も違うという時間経過はあるが、ほぼこのように経過すると考え、家族、治療者、介護者はその都度振り回されることになるのであろう。しかし、認知症経過として今はどのあたりの段階と関わっているのかを知っていると、次の状態が想像できるようになり余裕を生むことになると考えるのが介護の基本である。

このように考えると気持ちに少し余裕がでるので、誰もが困り果てる激しい周辺症状の時期は、残されたエネルギーがまだ豊富であると考えることが出来るのである。そのため様々な関係の持ち方が可能になるはずで、治療や介護上困る時ではなく、まだまだ可能性が高い喜ぶべき時期であると考えることができるようになる。逆に無関心な状況になってしまうと、働きかけに要する介護者側のエネルギーが消耗することになる少々残念な時期にきており、そこからは治療者や介護側の苦労が大きくなるのだが、むしろやりがいも大きいと考えるのがいい。激しい状況は喜び、無関心にはやりがいを感じる段階だと考えると治療関係は築きやすい。それを既に述べた「想像力がたくましい介護」と考えているのだが、介護は出来なくなった部分を強調して見るのではなく、出来る部分を認め褒める見方をすることであり、それがその人の全体を見ていくことになると考える。ある部分だけで人を判断するのは、未熟な人間のやることだというのが精神療法的考えであり、そのために必要なことは、認知症の今まで述べた症状群だけではなく、その人の生活史に思いを向けることだと考えている。

認知症の方たちの話は、本当か妄想なのか判然としないことが多く、治療や介護する側が事実を確認するには本人以外の人からの情報が必要になるのだが、情報を提供してくれる人たちとの関係を問題にすることは少ない。考えてみれば当然なのだが、治療関係も医療契約を結んでいるわけでもなく、時には始めて会った場合すらあるのである。重要なことは、そこでも認知症の問題点だけに焦点を当てるのではなく、その人の生活を尊重したうえで一緒に考える、つまり同じ方向を向いて話し合う工夫が求められるのである。しかし、それが間に合わないとか、老人のことで身近で知っている方が誰もいない場合はどうしても想像するしかないことがあるが、その想像のしかたで治療や介護が変わるので、治療者、介護者側自らの状態が問われることになる。

治療・介護する側は自分に生じるコントロールが難しい感情に気づく

実は人間は自分の感情をいかにコントロールし表現するかということに大きなエネルギーを使うものであり、人間関係から生じる自分の精神的な変化はほとんど意識できないことが多いものである。精神科の治療では、治療関係の経過で生じてくる相手の変化だけでなく自分の感情をいかに知るかという課題があり、それは一人では無理なことが多いので検討会や先生の指導を必要とする時期がある。認知症介護でも介護者の心境の変化が重要であると考えると、老人を扱うことから関係性のテーマに移ることができると思う。

相手に対して様々な感情が浮かぶのはしかたないことと思うが、そのために自分の態度が変わってしまったら相手に向かう態度や行動にも影響が出てくることが考えられる。認知症の方や入所者とのかかわりで介護者が感じる内容は多様である。普通の介護や治療関係で相手に対して好意や親しみを持ちそれが信頼関係や尊敬の心を持てるなら理想的姿勢といえるかもしれないが、それが過剰になって特別視してしまい、やり過ぎとなったらそれは少し変な関係になる。反対に、相手に対して敵意、嫌悪感、恐怖などを感じた結果、怒ったり軽蔑したり避けたりするならそれも極端であろう。明らかな事はこれらの感情表現は相手との関係から生じたものであり、多分わざとではない無意識からのもの、つまりその人の内面の変化であるのは明らかである。それでも、時間が過ぎていくと自分の感情に気が付いていくか、検討会などで指摘されることで判ったりもするのである。何よりも気づきにくく、しかし相手が認知症のように表現が乏しい場合は、自分が相手に対して感じ、そして生じる感情に注意していく姿勢が大事であると思う。つまり、介護家族や介護者がよく話している、相手に対しての嫌悪感、恐怖感、不安、不快感、無力感、焦り、身構えなどのマイナスの感情は、介護側が介護関係から退く傾向を生じついにはうつ状態まで至ることすらある。反対の感情もしかりであり、極度の好意、援助や世話したがりなども介護負担となるのは同じである。このように介護あるいは関わりで生じてくる様々な感情の変化は、実は自分の生きてきた過程を相手に投影（自分が映っている）していると思ってみることである。今までの対人関係を映し出していると思ってみることである。

介護施設では、このような介護者の無意識的な感情移入については検討することが少なかったように思う。これらの「関係から生じる介護側の感情の変化」はその介護者のそれまでの生きてきた過程や家庭を含む環境からの影響があるのは確かで、その結果が介護能力となって現れるものであると思っている。これらを知ると、認知症の治療、介護は対象者の認知症の結果生じている状態だけでなく、その方の人生そのものを知ることの重要性と、自分側のこれまで生きてきた営みにも目を向ける事の大切さがわかることになる。

八十代の女性の例である。家庭では火の不始末が続いたこと、失禁があり、外出しては迷子になって警察沙汰が多くなったこと、被害妄想的言動が多くなったことなどのため入所となったのである。農家の長女として生まれ、小学校卒業後は家の手伝いで生活、十八歳の時にお手伝いさんの仕事を紹介されて上京した。その奉公先の奥さんが亡くなったため残された旦那の内縁の妻となり女児を出産したが、籍には入れてもらえないままだった。わずか二年で旦那が死亡、幼子を抱えて帰郷するしかなく、両親の勧めで漆業を営む男性と見合いし、子どもとともに引き受けるという条件で結婚となった。しかし、連れ子として入った女児は、中学卒業後に上京し就職したのだが数年で音信不通となりそのままの状態である。夫との間に二人の子どもを産んだが、長男は病弱で四十代で亡くなっている。長女は嫁いで孫もできているがあまり行き来は多くはないとのことである。夫は漆業が傾いたために工場勤務となったが、六十代で脳梗塞を発症し施設入所となっている。

一人暮らしの女性であり、生活歴からは苦労もわかるので、介護としては安心な居場所を提供しサポートしていく計画で取り組むという方針が立てられたのは当然である。ところが彼女の特徴は、誰彼なく話しかけるという姿勢で一貫しており、その内容は「自分は家に帰ると皆に迷惑をかけるから、ここで病気を治すのだ」というものである。家が何処?も判らず、皆?とは誰のことかも不明のまま、病気は何?も知らないままのセリフの繰り返しである。昼となく夜となく常に同じ会話を延々と繰り返すので、遂には介護者の中には音を上げる人が出てきて彼女を避けるようになっていった。多分、迷惑をかけるとか病気を治すなどの言い方は、夫の病気とそれを看病した自分に重ね合わせているのではないかと想像できるし、従来自己主張もしてこなかった彼女を考えると、よろしくお願いしたい旨の表現ではないかと思えるのである。しかし、同じセリフをひたすら聞かされると感じると「いいかげんにしてほしい」との気持ちがでてしまう。言葉は言いたい内容を伝えるための道具であると思えば、その意味するところを感じることができるので、道具の部分に囚われなくても済むことになるのだが、介護者は何とかして「意味もなく話しかける癖」を少なくしたいと思ってしまうのである。彼女の人生が大変だったことは十分理解しているのだが、「それにしても」と感じているということである。

ある日の昼休みのことである。介護者が、自分と姑の会話でいつも気になることがあり、それは姑が毎日のように同じことを繰り返してくるという自分の嫁ぎ先の話を披露したのである。姑は認知症ではないが昨日も聞いたような近所の噂話であったり、言われなくてもやるような家の仕事を念押しするように繰り返すとか、彼女からみると「嫁いで何年になったと思っているのか」と腹立たしいのだという。それを聞いた周囲の同僚からは「全く同じだ」と賛同の声がでて話が盛り上がったのである。意識はしていないが、ほとんどの人たちは内心に同じような課題を持っていたのだと判るが、この入所者によってその感情が刺激されたことは確かだろうと思うが、気づいていたのだろうか。

他人を評価するということ

老人や認知症の方を見ていてどうしても逃れられないのは「評価（介護・福祉でいうアセスメント）」ということであり、このことが対立構造を生み出す要因になることがある。認知症の程度の評価は当然介護にとって重要とされているが、評価の対象のほとんどが観察事項によるものである。介護する場合に生活状況で観察すべき項目は実に多い。一日何回も同じことをする・物のしまい忘れ・食べたことを忘れる・家族の名前を忘れる・用事を忘れる・火の消し忘れ・徘徊迷子・時間や場所が判らない・自分のものと他人のものの区別つかない・便を弄ぶ・石鹸を食べる・トイレが判らない・物盗られ・嫉妬・幻視幻聴・意欲低下・いらいら怒りっぽい・感情失禁・羞恥心の無さ・暴力・過食などの項目は普通の観察事項であるが、加えて睡眠時間や食事の量や食べ方、洋服の着脱時間、歩行の仕方や時間、会話やレクリエーションの参加回数など多くの評価があり、その内容が詳しいほど良き介護とされたりする。これらの項目を程度によって評価することを考えると、客観的であるべきという理由とは判るが、当然出来ないことの発見、つまりマイナスのイメージでとらえていくしかないことに気が付く。見る方向が観察なので、認知症の方からの主張、時には言い訳だったり、やられたことへの反抗だったりするのだが、それは含まれてはいないことは注目しておく必要がある。

昔、講演で依頼されたテーマが「こころの健康」という漠然としたものだったので、話を判りやすくするために、反対に健康を害する要因としての「視野狭窄」と「怒りの感情」を話し、その対極にあるプラス要因として「好奇心」と「まかせること（信頼感）」というように項目を限定して説明をしたことがある。例えば視野狭窄は自殺者が死という思考から離れることができなくなる状況であり、怒りはその処理のために他罰的になるか自責的になるか、様々な身体症状を生じたりすることがあるし、好奇心は自発的意欲であり失敗や判らない事を楽しむ感情で、まかせるとは他人を認める事と同じ趣旨であるという話で、プラスとマイナスの二方向の見方があるという前提を示したつもりだった。

この講演後、観客とのやり取りの中で感じたのが評価ということだった。それは、反対質問であり、要は「人をそんな項目別に考えるべきではない。項目は数えきれないほどあり、人はもっと全体を見るべきだ」という考えであり項目で話すのは間違っていると主張する人がいたのである。確かに人の全体を見るというのは正しいように思うが、講演の主旨は別であって、人間の感情の特徴を示すことにより健康について考えてみようというものだったのである。講演では、普通は何人かの方が「判るなあ」とか「そうかなあ」とでも言ってくれれば十分で、出席した全員が納得する講演会などあるとは思ってもいないのである。政治集会で違う政党の人の演説がどんな素敵な内容であっても賛成はしないように、なにかしゃべると評価が付きまとうのはしかたないのかもしれないが、点数を当てるとか、善悪の区別をするとかの判定が付きまとうのには賛同できない。各個人の考え方が違うのは当然で、その違いを聞きにきているはずなのである。それでも自分のことであれば反論し議論するのも可能なのだが、認知症の方が評価あるいは判定された場合は、そのまま延々とその評価がつきまとうのではないかと思うと心配になる。

八十代の特別養護老人ホーム入所者の女性の例である。入所の理由が「要求を全て満たしても叫び続ける」ので家では対応できないというものである。彼女は農家の生まれで、七人同胞の二番目の長女である。長男が幼くして亡くなったことと、彼女が十二歳の時に母親も亡くなったので、一番上として二人の弟と三人の妹の面倒をみる立場になっていた。妹を背負って学校へ行くとか家事を必死にやる子どもではあったが、いつも泣いてばかりだったという。父親はおとなしい人だったが酒飲みで家が大変と、彼女が十八歳の時に近所の農家の次男を婿養子に迎えた。この夫もおとなしい性格だったが、やはり酒飲みであり、結局は彼女の家庭生活は楽になることはなかったらしい。その中で、弟妹らを独立させ、自分の子ども二人を育てることになった。夫が招集され、終戦後にはシベリヤ抑留となり、昭和二十四年に帰国できたが、仕事は農家と日雇い程度であり、彼女が自家製の野菜と花売りで家計を助けるという生活になった。長男が高校を卒業し都会で働くもうまくいかず帰省、長女は結婚して家を出る、父親の死、夫の心臓病など大変な時期はあったものの、彼女の努力で何とか生活が保たれ、長男が結婚し孫が生まれる幸せを得ることが出来たのであった。その頃から認知症が始まったと考えられるが、話している内容が変だと夫が言い出し、次第に外出しては迷って帰宅できないとか、落ち着かずにウロウロするようになったりした。診察で認知症と判明したが、会話になると大声で叫んで返答し、それが続いているため入所を勧められたのである。入所後は「叫ぶのは何か要求があってではなく、感情の発露の問題」で、多分、不安や拒絶、あるいは怒りなどの表現ではないかと考え、安心で安全な環境を提供することで、落ち着いた会話が出来るはずという方針になった。この方針は正しいと思うが、実際の介護では目の前で毎日しかも終日叫ぶ行為に接し、睡眠、おむつ、食事介助やレクリエーションに参加させることはさすがに大変であり、介護者一人ひとりの彼女に対しての評価はバラバラになっていった。彼女の生きてきた人生に関わることだと考えるとか、認知症特有の症状にすぎないと考えるとか、別の疾患があるのではないかと検査を要求してくるとか、関わることへの反応なのだからしばらくそっとしておくべきだと考えるなど、様々な評価に別れてしまったのである。時間はかかったものの、結論からいうと、彼女への対応で、彼女自身から出てくる内容、自発的あるいは積極的、能動的な内容に関しては叫んではいないということの発見であった。逆に、他人から世話をされる、質問責めになるなどの、彼女が受身的に対応するしかない場合に叫ぶ傾向が強いことの発見でもあったのである。彼女の人生は彼女が自ら動かなければ成り立たなかったことを考えれば、成程という話になると納得したものである。叫びは彼女の存在の意味と判ると介護者に余裕が生まれ、自分達の介護が侵入的、攻撃的と受けとられない方法が工夫出来たのである。

認知症を評価することは、観察項目に該当するかどうか正確に判断することであるとされる。項目が多くなるほど正確さが増すかどうかは判らないが、この例のように、認知症の症状によっては評価する側の心理状態を変えることがある。その変化が何処で何時起こったかを記載しておくと後で再評価する時に参考になると思うのだが、現場ではあまり聞いたことはない。

世の中にも評価の変化があるもので、思い出すのは精神医療の歴史である。精神医療に対する評価は時代によって大きく変化してきた。戦争中に戦場で腰を抜かした兵士に「戦場ヒステリー」(精神的負担が身体症状として現れること)と診断した医師が軍部から罰せられたという話を聞いたことがある。日本軍にとってはヒステリー(大昔は子宮の病と考えられていたため)などという女々しい診断は皇国軍人にはあってはならないというのが理由だったとのことで、診断名すら軍部に従えという時代があったのである。精神医療に携わる人たちにとっては、精神障害者が常に社会から差別され排除されており、その対立構造を解決するための戦いを続けるのが歴史だったといえる。偏見と差別の歴史は古く、太古においては霊や神との関係で考えられ、恐ろしいもの、気持ち悪いものとされた。中世のヨーロッパでは精神障害者は神を冒涜するものとして迫害を受けており、魔女狩りなどは有名である。日本では、平安時代から〝もののけ〟とされ、神憑き、獣憑など憑き物とし扱われた。精神病院の始まりは明治四年の京都府癲狂院である。明治三十三年には、精神障害監護法のもとに、公案上警察が精神障害を取り締まることになっていたように、明治・大正・昭和までのほとんどの期間でも、危険な存在であるため社会を守る必要があり排除すべきであるとされ、自宅で座敷牢のように不法監禁することが横行していたとされる。ヨーロッパに留学した呉秀三（一八六五―一九三二年）が私宅監置の廃絶を主張し精神病院の必要性を説いた。有名な論調に「我邦十何万ノ精神病者は実に此病を受けたるの不幸の外に、此邦（国）に生まれたるの不幸を重するものと云うべし」と述べている。精神病者の保護治療を目的にした精神病院法ができたのが一九一九年であるが、収容が中心で治療は目的とされていなかった。そのため第二次世界大戦中、精神病院に入院していた患者たちは、栄養の悪さや衛生環境の悪さのため多くが亡くなったといわれている。

戦後やっとヒューマニズムの復活がありしかも占領下での進駐軍の指導もあって精神衛生法が成立、以前の監護法・病院法が廃止となった。しかし、この法律下で起こったことは、精神病院が次々と建設され、拙劣な精神医療、人権侵害、保護収容主義の横行、病院内での非人道的扱いなど多くの問題が指摘されている。そのため、精神保健法そして精神保健福祉法へと法改正が行われて現在に至っているのだが障害者に対する偏見が解消されたわけではない。二〇一三年に障害者支援法が改正され、障害者総合支援法が制定された。この法律の目的は障害の有る無しに関わらず共生する社会の実現であるとされ、十八歳以上の身体障害者、知的障害者、精神障害者を対象とし、障害児と難病疾患を加えている。

しかし、精神医療や精神科病院の不祥事は時折存在し、医療者側も障害をどう扱うかは常に意識する必要がある事態は最近まで、あるいは現在まで続いているといっていいのかもしれない。そこには患者や家族の意思が入る余地がなく、一緒に考えるようになったのは最近の話である。我々の年代では精神病院の開放化運動が最大の課題だった。開放とは精神科病院や病棟には鉄格子があり鍵がかかっていたので、それを廃止することであり、同時に社会復帰（今では地域リハビリテーションという言い方になっている）ということが仕事になっていたのである。つまり精神障害者は社会から隔離されていて、社会人ではないのだからという理屈で、社会へ復帰する？とはどういうことかと思ったものである。自分が初めて精神科科長になって開放しようと提案した時、一緒に働く看護師らから「患者に逃げられる」と言われたのである。「逃げる？どこへ？」と問うと、皆がしばらく考えてから「多分自宅かなー」というので、「この地区では自宅に帰ることを逃げると言うんですか？」と返したことがあった。世の中の偏見の前に医療従事者が患者を区別あるいは差別していて気づいていないのである。せめて鍵は弱い人たちを危険な外敵から守っているものだと言ってほしかったのである。

若い時に自分も先生から言われた課題がある。それは、「君は患者の病気を治したいのか？」と聞かれ、当然のように「はい。何としても治したいと思っています」と答えた時、「では君が最も偏見を持っていることになるね」と言われたのである。驚いたが、考えてみると「病気のあなたは自分ではどうしようもないのだから、私があらゆる方法で、私の力で治す、治してみせるから」とでも言っているように聞こえるということを指摘されたのだった。相手を下に見て、自分から対立構造を作っているのに気づいていないということで、一緒には取り組むが患者が主人公で治療者は脇役だと教わったのである。医療従事者はやはり偏見と差別をどこかで持っているのだろうと思う。今では悪名といってよい精神外科というものがあった。ポルトガルのエガス・モニスが一九三五年に前々頭葉白質切截術を試み、翌年にフリーマンとワッツが前頭葉ロボトミーとして普及させていく手術である。日本でも精神病に対しての治療法もないこともあって、とにかく何かやれることがあるならと実施されていったのである。精神症状を改善するために前頭葉という脳の一部を切除するのだから普通に考えれば後遺症は残るし無理な話とは思うのだが、昭和四十年代まで特に反論はなかったのである。しかも、この方法はノーベル賞を得ている研究なのである。手術後の長期追跡調査が行われているが、当然その成績は良くなかったし、その人たちの生活を支えるための指導や訓練が必要となった。皮肉なことにそれが生活療法を生み、その後の社会復帰の試みにつながっているのであるが、昭和三十年ごろから向精神薬の出現で治療の在り方が大きく変わっていくことになる。治療が出来ることは治療者と患者双方に大きな恩恵をもたらしたが、「病気あるいは患者を扱いやすくなった」と考える風潮が出て、治療的に対立構造が形成され、薬を使用する側に力を与えたことになったことは否定できない。

それでも、精神医療の歴史は、精神障害者が世の中で普通に生活できることを目的に長いこと闘ってきたのは確かである。そもそも障害という言葉すら変えることがまだ出来ていない。「障」はさわる・さえぎるという意味であり、進行を止めて邪魔をすることあるいは邪魔するものということになる。「害」はそこなう意味であり、成長を止める邪魔をする、更にねたむ、さまたげ、わざわい、ついには生き物の命をとめるまでの意味を持っているのである。このような言葉を何のためらいもなく使ってきたこと自体大変なことなのだが、障碍とか障がいという言い方すら認められていない。同じ世界で生活しているのだから、そのままでいいと思うのに、どこかで危険な存在とか社会を害する犯罪を起こしかねない存在と思われた歴史だったということになる。言うまでもなく、犯罪率は正常と言われる人たちの方が断然多いのが事実である。

これもかなり昔の話だが、「教員の評価システム」の導入を検討する時の委員をした経験がある。まったく素直な気持ちで、校長先生が部下の教員を評価したらその意向に沿う人間ができてしまうのではないかという疑問と、目的が指導力不足教員の発見であるならば、新人教師は多分全員が指導力不足教員に違いないと思ったものである。この質問には、指導力不足教員がいれば皆が協力して支えることが可能になるとの答えだったので一応納得はしたのだが、実際は管理体制強化になり、上司におもねるしかなくなるのではと危惧したものである。他人を評価するための教育や訓練を受けて校長先生になったわけではないので、むしろ大変だろうと思う。勝手に想像してしまうのだが、教師らが評価されることで神経質になってしまうなら、生徒達はもっと大変になってしまうのではと思う。評価はそこだけで留まることは無く周囲に影響を与えていることを知っておく必要がある。学校は校長と教師が対立する場ではないし、教師が生徒や親と対立する場でもないはずである。そこに評価というやり方を入れると、すぐに対立構造が出来てくることを知る必要がある。

ある企業の人事担当の人に聞いたことがあるのだが、会社での評価は成果に応じて三カ月ごとに行うとのこと、それを行うとその結果は「ジェットコースター」になぞらえる位上がり下がりしていたのである。これも勝手な想像だが、ついていけない社員はやる気を失うか辞めるしかないのではと思い不安になるし、高評価の社員はそれを保つための緊張やストレスに苛まれるのではと思ったものである。ここでも評価する側とされる側の対立構造が見て取れる。一時多かったリストラでもリストラを決める側とされる側の対立構造となるし、常にそのような事態を想像しながら生活するとしたら、同じ方向は向いていられないことになる。

警察の少年補導係の毎年の目標値を聞いたことがあるが、毎年少しだけ検挙件数を多めにするのだという。要するに目標を高め設定ということになるのだが、少し変だと感じたものである。補導件数は少ない方がいいので、目標は0だと世の中は平和であり、目標高めを達成するためには非行少年が多いほど成果があがるということになるのではないか、このように考える方が普通と思う。長いこと関わってきた、小児療育センターや発達障害支援センターなどの評価でも同じような感覚の経験がある。これらの施設は障害がある子どもらを対象としているのだが、当然、病院機能として考えれば大変な労力を要する仕事であり、医療だけでなく教育、保育、福祉関係や法的措置や対外関係など多くの要素のため、普通に考えれば病院機能としては赤字経営となるに決まっている。今は理解を得て活動できているらしいのだが、当初は経営を考えざるを得ない時代があった。当然、黒字になるためには障害者が増えればいいと主張することになるという矛盾があるのは、すぐ判ることである。障害児を考えるのはその地域や人々の文化度によるものである。

このような評価についての考え方を踏まえて認知症を診ていくと、今ここでの評価は、どんなに基準が詳細な内容で素晴らしいものであったとしても、評価する側によって違うものになるし、すぐにあるいはいずれは変化していくものであると考えておくべきと思う。

評価していることが対立構造にあると学ぶことができる治療者や介護者の能力は、既に述べたように皆が嫌がる激しい状態をネガティブに評価して済ませるのでなく、それが持つ別の評価もできると考える能力を持つことである。激しい時こそが最も大事な時期であることを許容できるかである。つまり、認知症の人は残っている力の全てを使うことが生きることになるので激しい時間、時期が出現するのは当然で、その時間をなるべく長く続けるように応援するしかないことになる。治療や介護することはそれを知っておくことが基本であり、もっと重要なことは、治療・介護する側の感情、気持ちのあり方次第となる。

つまり、相手が悪いのでなく、自分の感情のコントロールができないという、その時の自分の心情なので、相手に対して「無価値な存在である」とか「怒りの対象である」とか考えている自分を知ることになる。繰り返しになるが、そういう自分に気づくことが関係性の問題だと考えるので、自分側からの一方的な見方が評価基準となるなら、それは間違いであるといえる。

年をとっての健康とは、家族にあるいは他人にも迷惑をかけるしかないと思うので、迷惑をかけられる生き方をするしかないということを主張したい。そう考えると「ボケ防止」は防止でなくボケてもいいと思える人生を周囲の人たちと共有することであると思うのである。人生「どうでもいいこと」と「人の命やその社会の運命にかかわるようなこと」の区別を考えないわけにはいかないが、どうでもいいことにとらわれて一生を送るのか、本当に重要なことを探して生きるのかということは健康に関係があると考える。例えばどんなにお金を儲けてもあの世にもっていくことはできないことは誰でも知っている。それならお金の価値とは何だろうか。人間死亡率一〇〇%の存在なのだから、自分の人生で何をしてきたか、何を感じた人生だったかくらいしか死ぬ時に持っていけないのではないかと思う。地位があるとかお金持ちとか頭のいい人は多く居るかもしれないが、災害や戦争が起こった時に一緒に助け合えるか戦えるかと考えるほうが、自分にとって幸せな関係になるような気がする。少なくともそういう関係を持てる人生だったことを、心が健康だと言えると思っている。

認知症への接し方で「バリデーション」というやり方がある。アイコンタクト、同じ言葉を繰り返す、思い出話をする、やさしく触れるなど、否定したり激励したりしては駄目で、相手が納得できるような関係を築くことだといわれている。これは、尊敬というキーワードなしでは成り立たないことが当然である。評価という視点で考えれば、目の前に相手を置いて観察することからはじまり、それが客観的で正しいということだと思うらしいのだが、それでは主語は介護者にあることになる。同じ方向を一緒に向いていることになるのかを考えると、何かをしてもらうより今の気持ちを判ってもらうとか一緒に考えてほしいというのが老人の気持ちであると、既に高齢者である自分は思っている。

第5章

「思い込み」「こだわり」から学んだこと

治療者の姿勢としての思い込み

初めに述べた把手共行を実践するのが治療者であると思ってきたが、その最大の理由が頑固さや意固地さに気が付いていながら変えられない自分への反省にある。人生の節目にどういうわけか自分から見ると理不尽さに遭遇し、結局は自分を曲げられずに突進していた気がする。それが思い込みとこだわりなのだが、その自分を見直す為にも現実の治療場面で行っている事柄を整理しておく必要があると思ったのである。

現在なら到底考えられない環境におかれた経験がある。昭和五十年、三十代で初めて精神科科長として赴任した総合病院での出来事である。大学からの指示で赴任し、特に何の説明もなしで院長に挨拶したのだが、何と、前任者らからは「よろしく」の一言だけで申し送りもないまま、既に誰も居なくなっており、医師は自分一人であると知らされたのである。しかも外来とは別に入院施設が分院としてあり、恐ろしいことに病床数が二五〇床と聞かされ、現在一八〇人が入院中とのことだった。つまり、その日から一人で外来と入院患者を二十四時間診ていくということになったのである。すぐさま大学医局と教授に人手を要求したが全くの無回答、お願いに行くもどうにもならず、その時、医局長（教室を束ねる役目）から「頼み方が足りないんでないか？　土下座でもしたら」と言われ「死んでも二度と頼まない」と興奮して帰宅したものであった。その後、多くの人たちに助けられるまで、一年間は一日も休んだ日はなかったのを思い出す。当時はどこでもとにかく医師が少なく、入院は収容という方式であり、一年で入院患者数を何とか一二〇人まで減らすことに成功したが、その分外来が増えただけで自分は楽にはならず、考えが中途半端だったと反省したものである。意固地の結果は苦労するのであるが、まだ大学での研究生活にあこがれを持っていた時代であり、負け惜しみでいうなら街医者が最高と考えるきっかけにはなったかと思っている。街中で治療者になるのは、常にその場所にいることが存在価値なのだから、基本的には「いてもいいよ」と周囲から認められること以外にないのである。

よく知られている治療の姿勢をいくつかの言葉で整理すると、一番に挙げられるのが受容ということかと思う。それを皮切りに、支持・助言・共感が同じような内容として続き、少し能動的、積極的な姿勢としては、交流する・教育的配慮・説明するとなり、更には、気づかせる・考える・迷いなどの問題解決のための苦労を共にすることとなる。つまり、最終的には治療者からの働きかけより本人がどう判断し気が付いていくかを目指していることになる。そのために必要なことは、そこまで待ち続ける度量と何回でも繰り返す努力が治療者と患者双方に必要となるので、結局は時間がかかるということになる。これらの考え方は理論上も現実の治療場面でも重要で間違ってはいないのだが、やはり治療者側からの視点であり主語が治療者側に傾くと、治療者は「〜をすべきである」となってしまう印象がぬぐえない。

若い医師の体験談である。彼は病院で躁うつ病患者の主治医となった。患者はそう状態であり誇大妄想のため自分の行おうとしている新しい事業がいかに世のため人のためになるかを毎日力説するのであったが、主治医である彼は、毎日その話を真剣に聞いているうち、「もしかしたら妄想ではなく本物ではないか」と思うようになったのである。入院させておくことが問題であり、彼の行動や挑戦を阻んでいるのは自分なのではないかと考え、家族と話し合いを持ったのであった。当然家族の猛反対を受けるが、彼は家族に対してもきちんと話を聞いて「受容」しなければと思うので、ここに至ってまるで双方から挟まれた感じになり立ち往生してしまったのである。現実には患者の計画は膨大な借金を必要とし、家族の全ての財産を抵当に入れるものだったので家族が承知するはずもなかったのである。受容の意味の取り違えであるのは明らかで、患者の誇大妄想は症状の一つとして理解することが受容であり、誇大妄想が治まると同じ言動は影を潜めることになるのは想像できるので、言いなりになることが受容ではないのである。

話を聞く態度という意味で傾聴ということが言われる。受容の意味とも重なるが、真摯に話を聴くことの重要性は当然であるが、聴いている治療者の考えがどこかで表現されていると、話しているうちに警戒心を生じさせてしまうことがある。悩みを持つ人は緊張の日々を過ごしており言葉の受け止め方が敏感であるため、治療者が傾聴していることが相手に伝わっていると確認できていることが前提となる。中立的に聴いている姿勢は大事だがどうにも自分の思いが露わになってしまうので、ニュートラルを保つのは難しいものである。治療者は傾聴していると思い込むと自分の全ての姿勢が正しいと満足してしまう危険がある。

支持、共感も考えてみなければならない場合がある。文字通りの支持の意味は「ささえること」であり、辞書的には「他人の主張・政策・意見などに賛同して援助すること」となる。ここでも受容と同じように、相手の話す内容に賛同か否かといった判断をすると治療関係から離れることになってしまう。「うちの子は何も悪いことはしておりません。これはいじめです。悪いのは相手の子ども達やそれに対して何もしてくれなかった学校と教師です。そう思うでしょう?」と不登校になった子どもの親が訴えてきたとすると、「その通りです」というのが支持したことになるのだろうか。支持するのは、安心を保証することであり単純に賛同を告げる事ではない。この例では、親の気持ちは分かる、理解するということを伝えることであり、親の意見に賛同し一緒に抗議する仲間になることではないのである。親子の感じている辛さを理解することと、学校が悪いと判定することは同じ意味にはならない。精神医療の役目は、教育委員会が行うはずの、子どもの辛さを軽くする役目、親の怒りを理解する役目、学校の言い分を聞く役目などを行い、それぞれを善悪で判断するというような仕事とは少し違う。誰が悪いかを突き止めるような鑑定を行うのではなく、患者の苦しみや辛さの軽減を目指し寄り添うことが目的である。患者に病気があれば治療するし、成長を信じながら、居場所を探し、周囲との関係性の変化を考えていく作業を行う。これら一連の作業を一緒に行うのがそもそも治療関係なのである。

新興宗教の信者が外来でその信仰を真剣に話して、一緒に信仰仲間になるよう誘われたら賛同して入信するかと考えると分かりやすい。つまり、別の時間に別の宗教者が来て誘ってきたらそちらにも賛同するかとなってしまう。お互い違う信念を持って生きているのであり、別々でもかまわないわけで、そのまま認め合うことは可能で、しかも信頼関係を築くことができるのである。本当に相手を知り仲良くなることは、どの程度自分と相手が違っているかを深く知ることである。逆に考えれば、自分と同じ考え方の人たちの中にいたら「自分」が見えなくなり気持ち悪く感じるのが普通の感覚である。

助言や共感についても同じようなことを考えておく必要がある。助言は治療者が自分の主張や考え方を押し付けるのではないのは明らかであるが、助言できる関係になっていると判るときにしか意味をなさないのである。共感出来ていることも、その状況が判る時だけに意味があるので、一方的なものではない。特に共感は難しく、お互いに同じ方向を向いた瞬間が訪れた時の言葉になる。しかも、助言にも共感にも、時間経過と共に変化していくことも知っておく必要がある。「○月○日の診察時に、～と言いましたね」などと数カ月を経てから言われることがあり、その間考えて違うと思うと言われたら、その当時の信頼感を持ったことが間違いだったと気づくことになるかもしれない。治療者として言葉は自分の気持ちを伝える道具として使い、伝わったかなと想像しているわけだが、相手は言葉そのものを問題にしており、いわば重箱の隅を楊枝でほじくるような聞き方をしていたことになる。これでは、助言も共感も成立することはないのである。

精神科医は治療中のうつ病患者に自殺された経験を何回か持つことがあり、自分の治療を見直し反省し後悔する。うつ病の人は真面目で誠実な人が多いし外来での関係も悪い印象は少ないのが特徴である。つまり信頼関係は築かれていて何でも話しあうことが出来ていると思う事の方が多いものである。それなのに、ある日、自殺の連絡が入ったりするのである。少し前には受診しており時には世話になったと感謝されたりもしているのである。本当に死ぬほど悩んでいたら、それまでの信頼関係から考えて相談してくれればよかったのに、肝心の時には一人で逝ってしまうのは何故なのかと悩むことになる。一見、共感し信頼関係だと思っていたことが本物でなかったのか、あるいはうつ状態となるとその情緒的関係も失ってしまうような心の変化を生じるものなのか、よくは判らないままである。多分、同じ方向を目指してはいるものの一致はしていない何かがあるのだろうと思っている。うつ病やその他の精神病状態は意識が自分側に向いていることが特徴ではあるものの、それを共感まで至り一緒に考えることの難しさを想う。治療関係ではなく、日常生活での対人関係で他人とのつながりを考えると信頼関係に行き着くと思う。「病」を持つというのは、日常生活での対人関係（つきあい）が十分可能だったのかを考えさせられる。

信頼関係の基本に、人だけに有るとされる〝友情〟つきあいがある。ゴリラはじめ他の動物には家族集団を守ることや食料を得る目的での共同はあっても、友情は存在しないそうである。友情あるいは友人がいるということは、血のつながり以外でも相手のために自分を犠牲にできるという無償の行為といってもよい。信頼は相手から同等のお返しを期待することではなく、自分と同じかそれ以上に相手が大切と思えることであり、その感情のおかげで家族以外の出会いがあり人間社会が作られたといえる。友情は幼児期から学んで獲得するものであるとされる。子どもの頃に誰もが親しんだと思う童話を思いだす。昭和八年に出された浜田廣介の〝ないた赤おに〟である。赤鬼は一人が寂しくて村人と仲良くなるために様々なことをするが失敗。そこに友人の青鬼が現れ、自分が村で大暴れをするから、赤鬼が来てそれをやっつけて村人の信頼を得ようと提案し実行するのである。その通りの結果になったが、赤鬼が心配になって青鬼を訪ねると、そこには赤鬼のためには自分は当分いない方がいいと旅立った後で、手紙が残されていた、という話である。赤鬼は手紙を読んで「戸に手をかけて、顔をおしつけ、しくしくと涙をながしてなきました」で終わるのである。村人という友達を得る赤鬼の成長は青鬼の自己犠牲によって可能となったが、青鬼は自分の孤独を感じながらも友人関係は続いていくのである。この絵本は幼い子たちも感動するのが普通という。この高度ともいえる人の心情を幼稚園児くらいから理解できているのである。

古い世代では、友人といえばせいぜい数人をあげるだろうが、最近の若い世代での友人意識に驚くことがある。それは友人が何十人も時には百人単位でいると話していることであり、どうやらＳＮＳでつながっている相手は友人と表現されているらしいのである。しかし、そこには本音は言わないし拒否されるとたちまち友人から除かれるということらしい。友情はお互いに何事もなく波風立たない関係を保つことではなく、自分と違う発想を発見出来る事の方が自分にとってためになる相手と判ることであり、単なる知り合いとは違うと思うのだが、これも古い考えといわれそうではある。流行りのお笑い芸人の笑いと称する芸に他人を落とし込んだり失敗をネタにしたりするものがあるが、相手を傷つけて皆の笑いものにするのは、自分を多数派に置いて安全圏にいるというやり方であり、基本的には友情と反対の心理である。こんな言い方をすると冗談とか洒落が通じないとそのこと自体をネタにされることになるので議論に意味はないが、傷ついた人はそのままである。

交流、配慮、説明も治療者側からの視点だけでは問題を残すことになる。交流は自然発生することもあるが、治療関係では治療者からの働きかけが始めであり、何もしなければお互いにお見合い状態で終わる。配慮や説明も治療者側からスタートするのが普通であり、夫々に義務が加わり配慮義務、説明義務などという言い方になることもある。そのため、これらのほとんどが、お互いに対峙あるいは対立した構造で生じていることは間違いないこととなる。交流、配慮、説明は学校教育では普通に使われる言葉である。しかし、教師からは自分が工夫し必死にこれらを行っているのに生徒らには通じていないように感じると聞くことがある。我々医療現場でも同じであり、例えば、外科手術の場合の説明では医師は手術についての全てを説明し理解してもらう努力をするのが普通であるが、手術のリスクがどの位あるかについては、手術が成功すれば何事もないのに、万が一結果が思わしくないと、交流、配慮、説明はどこかに飛んでしまっている。教育現場でも生徒らが楽しくないと騒ぐのは当たり前なのかもしれないが、教師、当然医者の場合も、わざと酷いことをしているなどあるはずもないに決まっている。それこそ、必死にやっているのだが、交流、配慮、説明については、相互作用で成り立っている事を忘れてしまうことがある。相互作用は日々変化していることが前提であり、一旦決まったから契約できたので完璧というものではない。しかも、お互いに時間を経て納得の仕方や理解度の深さが違っていくこともあるので、そこまで〝つきあい〟を継続していくことに尽きるといえる。

治療者は自然に治療が出来るようになったりはしない。自分で過去の学問的理論などを学ぶのは当然であるが、上位の先生・師匠（複数のことが多い）といってよい先達から教わるのであり、真似ることから始め、かなりの時間を必要としながら自分の方法を確立していくのである。何人かの先生との関係でも、マニュアルのようなやり方を学ぶことではなく、先生の生き方、思想、心情、人生観、哲学など本質に触れる瞬間の体験のほうが自分のためになるものである。伝えることには一子相伝などの言い方があるが、例えば、達磨と慧可の話とか、空海が唐時代に長安で恵果上人と出会ったとか、曹洞宗開祖の道元が南宋時代の天童如浄と出会ったとか、親鸞と法然のような高尚な出会いとまではいかないまでも、職人の技の継承や親から子への継続、教師からの学びの時、親友らとの出会いや、読書による著者との出会いであり、芸術作品への感動体験とか、恋することでも同じようにどこか心が通じる瞬間は必要だろうと思っている。それらは自分の中から生じているのであり、決して義務的でもないし外から命令されたものでもなく、全く自発的なものである。

治療者自身が自分の経験の中で他者との間で心から信頼し頼る関係、尊重し尊敬する関係という出会いをしていると、その分、精神医療では最終的には患者自身がどう気づいていくのかに援助することができ、悩んだり考えこんだりする時間を大切にし、一緒に過ごしていく方法を生み出すことが出来ると思う。一緒の時間、診察の時間であるが、一回二十〜三十分話をしているとすると、月に二回受診で、月一時間、一年には十二時間話すことになる。身近な人とこの程度の時間、しかも中身の濃い内容を話しあったことがあるか考えてみると、意外にもこれにも達していないものである。

面接の時間だけが治療関係の全てというわけではなく、話したり、関わった内容を自分自身で吟味し理解したり、反発したり納得したり共感したりの時間が延々と続いていくのが治療関係であるといえる。自分で話したことについても延々と吟味する時間が生じることになり、自分を見直すきっかけとなるのは、患者側だけでなく治療者側も同じである。しかし、どんなに努力したとしても関係性には相性があるのも事実である。相性または合性は説明が難しいが、辞書的には「共に何かをするとき、自分にとってやりやすいかどうかの相手方の性質（広辞苑）」となる。しかし、実際に治療場面で、やりやすいと感じる相手との感覚だけではなく、困難で難しいと感じる相手との関係が良好となることも多く、どこか表面的ではない出会いを感じるものである。それでも、最初に出会った人とのつきあいが継続するのは、実感でいうと二割位ではないかと思っている。多分三割の人とつきあえるのなら名医といえるのかもしれない。

こころが健康であることへの工夫

様々な経験から「他人のせい」から「自分の問題」に変わっていく過程は、思春期から大人への成長と考えていいと思うのだが、自分の問題にしていく工夫こそが大事である。それが誰にも当てはまることとは思わないまでも、治療や介護の場合には、単に相手を対象として見るのではなく同じ方向を向いている横の関係であり、それに気が付くためには自分の問題すなわち自分の変化に焦点を当てるという関係が重要であるとした方が判りやすく、それが治療や介護の参考になると思う。逆に、治療や介護の経験を学ぶことから、治療者にとっても健康になることへの具体的工夫が浮かぶのではないかという考え方もあると思う。

こころが健康で生活したいと考えると、いくつかの工夫があるということである。例えば、職場で問題がない生活を過ごすための工夫などを問われれば、うつ病の予防とか、認知症にならないためとか、病気にならないこととか、誰にも当てはまるような具体的回答を何とか答えるかもしれないが、そんなインターネットで調べた回答のような答えではなく、治療の場面だけでなく生活していく中で安心とか幸せになる考え方を工夫していく方がいいのである。それは、今まで述べてきた思い込みやこだわりから、焦っている生き方が空回りしていることに気がつくことでもある。気づくためとりあえず出来ること、あるいはやるべきことの第一歩は、立ち止まることが出来ることである。「ちょっと待てよ」と自分に声掛けしてみることが出発点である。そのうえで考え直しへと進むのがいいと思うが、私自身は「そのうちに」とか「また明日があるさ」「来年もあるさ」と言い聞かせるようにして立ち止まるように努力している。実は自分自身の若い時は、短絡的ですぐ結論を出し行動すべきという攻撃的性格で失敗が多く、その反省から少しだけ判ったことでもある。高校時代は短気で、特に教師や先輩など権力者にはすぐにキレて文句が出てくる性格だった。それをいつも冷静な兄に「お前は考えが浅いので判断を間違う。怒りが出そうになったら俺が判断してやるから連絡をよこせ」といわれ、信頼していた兄なので聞くことに決めた。昔は携帯もないし下宿では勝手に電話も使えないので、連絡手段は手紙だった。事情を書いて送るのだが、返事には数日かかるのが普通で、返事が着くころというより、書いているうちに何と怒りの感情がどこかに飛んでしまっているのだった。何回も繰り返さずともバカな自分でも兄の「時間がたてば判断が変わる」という指示が判ったのであり、その後は、感情としては怒りがあっても我慢し、時間をかけることが多少出来るようになったと思う。禅語で有名な「喫茶去」というのがある。唐の時代の趙州禅師の言葉であるが、お茶でもどう？　位の意味ではあるのだが、禅師は誰の質問に対しても同じことば「お茶を飲んで行きなさい」と言ったとのことである。つまり何の差別もないとの意味もあるが、本来は、長年修行してきた修行僧が悟ることが出来なくて苦しみ、ついに師匠の前に必死の思いでやってきて、「どうすれば悟れるのですか？」と気色ばんでいる時、師匠が静かに「お茶を一服進ぜよう」と言い、一服飲んだ修行僧に「おいしいかい」とでもつぶやき「戻って修行しなさい」と教えている有様に見える気がする。修行僧はそこでハッと気が付いてホッとし、自分を取り戻すということになるのではないかと想像する。これが、「ちょっと待てよ」につながるように思っている。

治療の面接でも同じことがいえそうで、一旦は待ってみることをどう表現していくかが患者と治療者双方の課題となりそうではあるのだが、その時期あるいは瞬間がいつなのか、いつ訪れるのかの関係性とその判断が難しいのである。それを見いだすための気持ちの持ちようをいくつか述べてみたいが、それらを伝えたからといって「なるほど」「そのように行動すればいいのか」と納得したりそのように判断できたりするわけではないのは当然である。治療で病気が治るということは、説明を受けて「成る程」と判ったからというようなことではない。自分自身の成長の結果、新たな考え方を発見していくことであり、その過程でもある。既に述べているが、医療行為で「俺が治す」「治してやる」などという不遜な考え方は最も恥ずかしい偏見であると師匠から言われたことがあったが、誰でも自分の力で成長し治っていくことを信じなければ、治療契約は成立しないのである。

健康への方向の第一は、「自分と違う考え方を認める」ことである。松尾芭蕉の句で「よく見

れば　なずな花咲く　垣根かな」というのがあるが、この句のうち、「よく見れば」というところが好きで、重要と思っている。普通に歩いていれば見逃してしまう、垣根からのぞいているぺんぺん草の小さい白い花を見つけ立ち止まってしばらく感動している様子であることがわかる。メンタル面の気づきで第一に重要なことは、この「よく見れば」ということだと考えている。他人であれ、自分のことであれ、今見ている状況はこれで全てということにはならないのではないか、もっと違う面もあるのではないかと考えてみることである。一本橋を渡り足を踏み外したら千尋の谷底というような横にずれることができない歩き方を、広い大地をあちこち、時にはフラフラと歩くようにどうにか変えることが、「よく見る」ことになるといえる。そうすると自分とは違う他人の考え方や感じ方にも、安心してそんなことも有りかと思うことができるようになる。そのためには、目の前の症状にだけ気をとられるのでなくその人の人生の歴史に目を向けることが重要であり、異常事態だけではない普通の生活を語り合うことだと思う。

極端な例がある。四十代男性である。二十歳の頃発病した妄想型の統合失調症の方であり、その妄想は実に荒唐無稽で壮大なもので、この世界は悪の帝王に支配されておりこの場ですら監視されているし行動は何か新しい装置で左右されるしかないのだ、というものである。妄想はそもそも否定しても変えることができない思考なので説得は意味がないことは判るが、毎回これらの話を聞くというのは負担である。長いつきあいになると次第に変化していくのだが、それは妄想内容の変化ではなく妄想はそのままに、それを語るのは外来だけにしようと納得したことである。受診の際は、一応「妄想からはじめていいですか？」といい「ＯＫ」すると一旦は話しながら「いつもと同じです」となりその後は普段の生活について話すようになっているのである。これは、彼の話すことを否定するのではなく「そういうこともありか」と受け止め続けた結果かと思う。別に違った世界に住んでいても悪くはないか、という姿勢がどこかで伝わったのかもしれない。ここまで極端ではないにしても、ほとんどの人は自分の考え方や興味について同意してほしいと思っているものである。違いを理解するのは「あなたと同じだ」と表明することではなく、そのままを理解することであるし、そのことを伝えられる関係を築くのが治療であると思う。簡単な例でいえば、「夫と離婚したいくらいです」という人に「そうですね。別れなさい」という会話ではないのである。離婚したいほどの感情が今ここで表現されていることを、特別の言葉なしでもそのまま受け止めることで、一緒の舞台に居られることになるし、「分かるなあ」との気持ちも伝えられるのである。

健康への方向の第二の考えは、「音をあげること」といえる。仕事を熱心にやるのは誉められるべきことであるというと皆が賛成するが、人は能力に限界がありどんなに頑張ってもうまくいかないこともあるのは当たり前で、何はともあれ疲れてしまう。ある会社員の話である。帰宅があまりに遅い日々が続き、奥さんが怒ってしまい、「実家に帰ります」と食ってかかった翌日、上司にそのことを話した所、上司は彼の顔も見ないで「分ったから早くこの仕事をやれ」と言ったというのである。後で聞くと上司は既に離婚していたそうである。大事なことは音をあげることを学ぶことであると考える。音をあげるというのは、自分が全部やれるとか、やらないといけないというような義務的な考え方は実は間違っていることに気がつくことであり、仕事や生活は一人でやって成り立っているものでは断じてないのである。一緒にやる、頼む、時々サボるなどがあってうまく進むということを知ることが大切ということでもある。

医療の世界を扱ったテレビ番組で、いわゆる名医が登場することがある。特に外科医などでは、「神の手」というような名人芸の持ち主も紹介されることがある。それはすばらしいことではあるが、実際には、外科医が登場する前に、その病気の診断を行ってきた多くの医師がいるだろうと思うし、手術前には大人数でカンファランスを行っているに違いない。外科医が手術する場合も一人でやれるものではなく、準備が重要でしかも大変、手術場では助手を務める医者たち、麻酔科医、病理医、放射線関係の医師や技師、検査技師、器械を出す看護師、医療機械の専門家である医療技術者や周囲を固める多くのスタッフなどと一緒に行うものであるし、手術が成功してもその後の経過を診ていく治療が重要で、これは長期間を要することも多いものである。時には手術による後遺症も対象となるので長い闘いになることもある。音をあげることなく、一人仕事と思ってしまうなら、あるいは、自分がいかにも突出して立派だと思った瞬間から疲れ果てるのではないかと想像できる。長年、外来だけの診療所での生活をしてきた身としては、常に周囲の人たちの助けが必要だったと思っている。住んでいる街自体が総合病院であると考え、様々な病院や医院、施設があり、その一つの精神科外来部門を担っていると考えていて、街中は病院の廊下であると思う事にしていた。そのため、検査や自分で判らないことは全て紹介するしかないので、お願いする立場で生活していたのである。助けられた思いと感謝である。

二十八歳の女性の例である。会社では信頼され重要な仕事をまかされるようになっている。その彼女が自分の体重があまりにも減ったことを心配し内科を受診した。彼女は体重減少となると癌などの重い病気の可能性があると考えていたのでそのことを医師に伝え、多くの検査を行うことになった。結果は特に問題はないが、「心配ならこれ以上の検査は入院して行うしかありません」と言われたという。彼女はこの言い方をどう解釈したらいいか悩み、別の病院を受診しまた同じ検査を要請するのだが、結果は同じだろうから前医にもどるよう説得され、今度はそのことが不満で紹介されたものである。彼女の現実は、仕事で限界に近い状態に追い詰められており、そのことを同僚から突き上げられて、毎日の残業でも間に合わない状況だった。更に結婚予定でその日時も決定していて、その打ち合わせが頻繁だったことや相手の両親と合う約束も仕事のため反故になったという事情があったことが判ったのである。要するに「音をあげること」を逸した生活が続いて食欲不振となっていたのだが、彼女の自分に対しての受け止め方は「癌かもしれない」となっていたのである。無意識ではあるだろうが病に救いを求めたことになろうか。結局は内科と一緒に通院し元気を取り戻していった。「音をあげなさい」と指示し「はい」で判ったり治ったりしたものではないが、この例のように、複数の人との関わりから「そうなのかもしれない」と発見していくことが出来るように感じる、そのサポートが必要なのだといえる。

健康への方向の第三は、「ぐうたらであること」と「成り行き任せでいい」と考える。人間ぐうたらになれることがメンタルヘルスでは重要というと、多くの人は「ぐうたら」は、怠けているという印象になり悪いことだと批判するので、「余裕と言い換えたらどうでしょうか」と提案している。講演会や会社の訓示などで話を聞くと、たいていの人は、とりあえず何か感想を持つが、例えば「つまらない」とか「おもしろい」とか「参考にならない」などのことだが、それはそれとしても、話を聞いて何日か後でどう思えるか、あるいは何年か経ってどう思い出すのか、などと時間を重要に考えてみることが大事なのである。自分の中で消化したり他の人の話を参考にしたり、あるいは自分の成長によって、聞いた時の話の感想と違う反応を発見する、その時間が重要で、それが余裕ということになると考えるのがいいと思う。そこを私流には「ぐうたらな時間」あるいは「成り行き任せ時間」であると思っていて、この熟していく時間（無駄のように見える時間はぐうたらに過ごすもの）を許せない人や社会は、決して幸せにはならないと思う。

ぐうたらになれない人は焦りの人である。七十代女性の例である。彼女は二年前に夫をくも膜下出血で亡くした。子どももいないので一人暮らしとなったが、夫が家庭のほとんどのことをやっていたので、一人生活になってから、家のこと全てを自分でやることになり、夫が生存していた時と同じようにやらなければと必死の生活になったというのである。元々大真面目な性格で、次第に毎日の生活が規則的でまるで判を押したようなやり方になっており、ついにはそれがズレたりするととんでもないことだと不安になるようになっている。その最中、右膝の痛みがあり整形外科から変形性膝関節症の診断を受け、悪化したら手術の可能性もあると言われた。彼女の一人生活はこの病気が進行したら一体どうなるのかという不安から、全てが不安となってしまったのである。本来ならその時の状態に従って行動は決まるし、他人の助けも必要になるだけの話なのだが、彼女はあくまでも自分ひとりで何とかしないと、とだけ考えてしまったのである。通院当初の不安の最大の表現が「私が死んだらどうしてくれるんですか！」という奇妙な不安宣言だったのだが、つきあっている間に大きく変化したのは、生活の仕方が適当になったことである。それは他人の生活を知ることが出来るようになったためでもあるし、自分の行動を表現して確認してもらうことが通院で可能になったことでもある。「死んだら？」

という同じ質問に「葬式に拝みに来いということ？」と冗談で答えると、ニヤッと笑うようになったのである。この時にはかなり冗談が通じており「まあいいか」という気分になっていたと思う。この「ま、いいか」は現実には「成り行き任せ」にできるということでもある。

健康への方向の第四は「甘えられるということの大切さ」といえそうである。別の言い方をすると、人との関係で「子ども返り」ができることであると思っている。子どもに返るというのは、相手に警戒心を持たなくていい関係であるといえる。自分の両親との関係が普通であるが、自分の師匠とか親方とか尊敬する先輩などには、安心して甘えられるものである。その期間はとても幸せな一時であり、甘えられる関係は安心の居場所になるのだが、安心した分だけ実は自立できると考えたらいいと思う。二歳位で初めてお母さんと一緒に公園デビューした子どもを想像してみる。砂場か遊具か興味が尽きないのでお母さんの元を離れて遊びにいくのだが、少し時間が過ぎると一人だと気が付いてすぐにお母さんの所に駆け付けて戻る。しばらくお母さんにベタベタ甘えてから再び遊びに挑戦するのである。「母を離れて世界との浮気」と呼んだ学者がいるが、これは日常の母子関係が安心であれば成立するということで、その安心のない関係の親子であれば、決して離れて遊ぶことはできない道理である。気が付いたら母親が元の場所にいない可能性があるなら、見捨てられる恐怖となるからである。このように幼少時に安心したことがない環境で育った人は、治療的には安心のために治療者に絶対的な依存を持つことがある。この関係は一見安心状況を得たことのように感じるが、実はその安心が脆くも崩れる可能性という恐怖を抱えたものであることは明らかであり、常に「大丈夫か?」と確認しながら生きていくことが必要になってしまう。つまり、かなり危険な脆弱な関係であるので、本人も治療者も綱渡りのような不安定さを味わうことになるのである。これは、本来の安心する甘えとは違うものであり、離れられる前提があっての関係が安心の状態となるのである。

健康への方向の第五は既に何回か述べてある「記憶の脚色と成長」が関係していると考えているので「考えや意見は変わっていい」と思う事である。人は多くの経験の繰り返しで成長するが、楽しいことだけではなく苦しいことも経験しながらではあり一人で大人になることだけは絶対にありえない。しかし、子どもは大人、特に自分の親には不満が多く、「親のせい」と思うことがあり、これが今まで述べたある種の思い込みの世界であり、大抵はある時期から「親のせい」は消えていくことになる。その人の内部で、記憶を脚色し加工している安全装置があり、それは成長につれて考えることが出来るようになるし、その変化は感動的でもある。その変化には「他人の振り見て我がふり」を見る作業があり、既に述べた「待てよ!」と立ち止まることが出来るようになるのが大人であるといえる。人は、多くの感情を成長の中で獲得できるようになっていて、多くの複雑な感情を次第に幸福の感情に置き換えることを可能としている。多くの複雑な感情から選択して取り出すことが出来る能力、これが記憶の脚色・成長だと考えている。人は多くの言葉を覚えていくが、長年の積み重ねで意味がわかる「こういうことだったのか」という発見となるのである。言葉が成長できていることが人間にとっての健康を物語っている。精神医療は言葉を丁寧に扱う世界であるが、その結果は言葉を超えた何か、心といってもいいかもしれないが、それに出会う経験を可能とするものであると自負している。

健康への方向の第六の工夫は、面白いと思う姿勢である。面白いは、文字通り目の前の出来事を楽しんだり感動したりということでもあるが、診察場面や他人との会話はユーモアというか思わず微笑してしまうようなことである。時には冗談や落語の〝おち〟でもいいと思うが心が和む瞬間が大事であると思う。そして、この気持ちは大きな力を生じることが多いものである。困難な症例や事態に出会うと混乱したり迷ったり戸惑ったりすることがあるが、その時「今が自分の頭（能力）が最大に活躍している時だ」「面白いではないか」と肯定的な考え方を生む元ができるのである。

かの有名な「沈黙の春」を書いたレイチェル・カーソンが、最後の方で書いた本が「センス・オブ・ワンダー」である。沈黙の春では、環境が破壊されていく結果として、春に鳥の美しい鳴き声もない沈黙の世界になるという恐ろしい世界を描いているが、これは誰でも知っている環境保護運動の聖書のような重要な本とされている。そのレイチェル・カーソンのいうワンダーなセンスとは、周囲の神秘さや不思議な世界やものが溢れているのに大人になるほどにその感覚が失われてしまうこと、つまり感動体験を失うことだと書いてある。「おもしろーい」「楽しい」「すごーい」などの感覚を失うというのである。このワンダーを自分なりに好奇心と置き換えて考えて、できれば一生好奇心を失いたくないと考えてみると、それは、実は人間にとって「普遍的なものへの気づきであり、それは多くのものを包含している世界の発見」であると思う。この普遍性は人によって受け取り方が違うとは思うが、物事の価値を分かりたい、知りたいと思い続ける人生があることがこころの健康ではないかと思う。普遍性を知るのは文化を知ることと同じである。教養と言い換えてもいいのかもしれないが、一〇〇年や二〇〇年位では音楽も絵画も文学も価値が変わったりしないことを考えてみると明らかである。自分の成長の時間も大事であるが、人類の成長を知る大事さを味わうことが面白い。このような思いを前提に様々な人とのつきあい体験を考えてみると、「好奇心」を失わない方法が見いだせるかもしれないと思うのである。

あとがき ―― 自分についてのこだわり

あれこれと書いてきたのは、自分にとっては精神医学的エッセイであり備忘録のつもりである。自分が当然この世から去った後、何もないのは残念ということだけではなく、自分の行動について反省を込めて見つめ直してみたかったという気持ちである。

「他人のせい」から「自分の問題」となるのが目標であることを考えてみると、自分自身のことを考えざるを得ないことになる。長いこと精神科の仕事をしながらも自分が何とか破綻しないでやれてこられたのは何故なのだろうかと考えることがある。精神的に強靭でもないし特別に能力が高いわけでもないのは十分知っているので、多分どこかで「こんなもんか」というような適当さを身に着けてきたのだろうと思う。それは単に年を取って焦らなくなっただけでなく、他人である患者さんとのつきあいから素直に驚いたり感心したりして学んだことによると思っているのと、医学的なことだけでなく、他のことへの興味が人一倍大きいということも関係していると思っている。医学よりは小説、歴史や考古学、美術、音楽、演劇や歌舞伎、宗教関係も知りたいと考えてみたり、それに旅行や食べる事なども含め何でも面白がって一生好奇心を持ちたいと思っているのでそれと関係あるかもしれない。現在の傘寿過ぎまで生きられたのだから概ね十分に長い人生だったと言ってもいいのかもしれないが、自分の中では波乱万丈、色々あったとの思いがある。

幼少時から協調性のない性格で他人との違いを意識してきた所があるので、高校生くらいまでは緊張感が高かったし、既に書いたように大学生になって救われた思いがある。少し遅すぎたかもしれないが、そのためか、医者になってからは苦労と楽しみとが相互に登場するような人生になったのは確かである。卒業し医師免許を取得したのが一九六八年（昭和四十三年）で、免許取得日が十二月二十六日付である。本来は春に取得可能なはずだが、中途半端な日付の理由は、当時あったインターン制度（卒業後一年間は資格なしのまま無給で各科で学ぶという建前、実際は働く義務がありその後に国家試験受験となるので、医学部は六年でなく七年かかったということと同じになる）に反対し、全国規模で国家試験ボイコットをしたため国家試験が遅れて実施されたためである。大学病院ではクラス全員が危険分子と思われていたらしい。精神科を選択したのも結構いいかげんで、先輩から一日中本が読める程ひまがあって楽しいと聞いたからであったが、実際にはとんでもなく忙しい日々で、ほとんど昼夜関係なしの肉体労働みたいな生活だった。あこがれは外科医で、当時流行っていたテレビドラマのベンケーシー（アメリカ外科医の物語）になれたらと思っていたのに、血を見るのが嫌いで手は不器用となると、とても無理な望みではあった。当時はまだ教授は神様という〝白い巨塔〟の時代の終わりであり、あまり素直でない自分には違和感があり、結局は大学を離れることになった。本音は大学で研究したい思いがあったのだが、許されることはなかった。最初、大学病院で師事した先生はドイツ帰りの優秀な方で、状況論の専門家だった。ひたすら患者の生活状況、発病状況それに症状として現れる直接状況を調べる作業をしたのを覚えている。学問としては病気の本質を探るという点で興味はあるし面白いのだが、そのまま作業していても患者の治療に結び付くような気になれず、自分の中では混乱していた。ドイツでは自分が最後まで観察できずに死んだら息子がその後を継いで観察を続けるのだといわれ、納得しながらも自分には到底無理と思ってしまったのである。面接中は絶対メモしてはならない、真剣に耳を傾けるべきだと教えられたが、今でも本当のことと思っている。しかし、年取って記憶に自信が無くなると大変ではある。

その後、勉強のために師事した先生達の中のお一人、鷲塚晶一先生が「病気だけ見てもその人のことは何も判らないので人の営みを知ることだ」と言ったのに非常に感激したのであった。出会ったばかりの食事の際、湯豆腐の理想的なおいしい食べ時を教えてくれたが、「その豆腐は今が食べ時」など考えたこともなかった生活だったので、それにも感動したものだった。何カ所かの病院を経て街医者生活となったが、既に述べたように基本的に「町を総合病院とすれば、町にある病院・開業医は全てその一部、自分はその精神科外来部門を担うのみ、街の道路は病院の廊下」という考えで過ごしたので、同業の仲間だけでなく他科の病医院や世間から多くの援助を受けてきたのである。自分がいかに他の医療機関にお願いし迷惑をかけてきたかは理解しているので、その分誠意を持ってつきあわなければと思っていた。それが本編に書いた迷惑をかけられるつきあいという考えを生んだものである。迷惑という点では、長く続けてきた若い精神科関係者との研究会でのつきあいが何よりも支えとなった。一緒に学ぶことが楽しく役に立つものであることを知った。

診療所活動と共にではあるが、世間で医者が活動するためと考えて県医師会の活動を十六年間も経験した。同時に産業保健総合支援センターの仕事は十五年間ということになった。医師会の活動は、医療が社会から分離しているのはおかしい、医療界の常識が世間の常識と差異があってはならない、そして精神科が他科と別物ではないことを密かに示したかったことも関係がある。医師会の活動二年目に、ある医師から「精神科医も普通の人なんだね」と言われてやはりそう思われていたかとがっかりしたことがあった。確かに精神科医は自分達のやり方を特殊性があると主張し、それが実は自分達の防衛になっていることに気づいていないこともあると知った。

診療所の仕事と同時進行で医師会の仕事をするとなると結構な忙しさとなるのだが、学ぶことや挑戦することが多く、大変というより楽しいと感じていたかもしれない。十六年間で様々な事業に関わったが、後で整理するとかなり多くの事業や役目に関係していたことが判る。それも精神科関係というのではなく、医療だけを課題にしているわけでもなく、県民生活全体の問題に関わることが多かったので、自分がいつの間にか人の生活（営み）に関わっていたと知ったのである。医師の間には医師会など何の役にもたっていないと批判する人たちがいるのは事実である。しかし、実際には具体的に何か得するような目立つことがあるのではなく、目に見えない所で支えるような、縁の下の仕事が多いのである。知らない間に世の中が廻っていると見えても、誰かがその基礎を作ったり支えたりしているものである。例えば、学校医は全ての学校に居るが、その給料のことや検診などで事故が起きたらどう責任をとるのか、その契約は誰がやっているのか、また、最近は普通になっているドクターヘリが万が一墜落したら、乗っていた医師に対する責任の所在はどこなのか、補償について誰が交渉し契約をしているのか、などである。精神科救急医療の場合は、毎日のその役目をどう配分するかを県で決めて連絡するのだが、そもそもの救急医療の在り方の検討から決定までなど、多分、あまり皆が考えないことをやっているのが医師会の仕事の中心なのである。

自分にとって楽しかったのは様々な調査研究の仕事だったし、多くの研修会や勉強会に関わることができたことである。思春期関連の調査や自殺の実態調査など個人では不可能な研究が出来たことは、その後の事業を行うのに役立っている。自分が関わった仕事の中で苦労と感じていたのは医事紛争処理である。医療はどんなに努力しても、神ではないのである程度のリスクを背負うものである。そのため、医療行為は必ずしも完全な結果となるとは限らないわけで、そこに紛争が生じることになる。医療側と患者側の間に立って調整を行うのが仕事であり、自分としては公明正大にと決めていたつもりだが、双方の理解や納得はどうだったかについては常に重い気持ちを残しているのは事実である。全く違う仕事もあった。教育関係で学校医に精神科医をあてるという提案をしたが、精神科医の少なさと予算の都合で、結局は全県で六名の精神科医が出向いて養護教諭と担任の応援と症例の相談に応じる、精神保健相談医制度というシステムを作った。年間を通じて必ず発見される不審死（異常死）の問題処理のため、東京・大阪などでは監察医制度があるが、地方には存在しないので、その代わりとなる家族の許可を得て行う準行政解剖（承諾解剖）を行い、医師会、大学法医学、県警察、行政と一緒に報告書を作り、死因調査研究委員会を通じて提出することを制度化した。多くの精神科医の協力で可能となったこともある。それは当時全国ワーストだった自殺問題について、うつ病・自殺予防委員会を立ち上げ様々な運動を展開し、精神科医と一般開業医をつなぐ制度とか、医師全体のうつ病関連研修会とか、地域での予防対策など、結局は自殺予防について考えられるあらゆることを全県的に行うという方式になったなど、医師会の立場があってやれたことが多いと思っている。産業保健の仕事も最近はメンタルヘルス関連のテーマが多くなっているので産業医のメンタルヘルス研修を行ったり、相談やストレスチェックへの参加など、多少は仕事になったかと自負しているのだが、それも街医者としては周囲からの支持があってのことだったと思っている。言い方を変えると、家族も含め、皆に迷惑をかけてのことであり、そういう意味では、何と勝手で幸せな五十四年の医師人生だったかと感謝している。

自分の人生哲学というか我が家の家訓と思っていたのは過去には、「男は度胸（我慢）女は愛嬌（可愛がられる）」という偏見溢れる古臭い単純な言葉に集約していたのだが、今回多くのことを書いてきた結果、今では男女ではなく「人は」という主語に変わっているのである。我慢は自分だけが得をしない意味で大事であり、他人に嫌われないことも信頼関係の意味で大事なので、他人を大事にしたつきあいをしていくというつもりである。その結果、自分が認知症と診断された時にお世話になるという〝言い訳〟にできると信じているのだが、家訓などというと、子どもらは嫌がっているかもしれないが、確かめたことはない。

著者略歴

齊藤　征司　さいとうせいじ

一九四二年（昭和十七年）　秋田県生まれ

一九六八年　弘前大学医学部卒業

弘前大学医学部精神神経科

青森県立中央病院精神科

長野赤十字病院精神科

由利組合総合病院精神科

秋田県立精神衛生センター所長

山王神経科クリニックなどを経て平成十年に

さいとう神経科クリニック開設（令和四年に閉院）

専門　臨床精神医学

元秋田県医師会副会長

元秋田産業保健総合支援センター所長

表紙の装丁画／作者　近藤　麻耶

私にとっての「把手共行（はしゅきょうこう）」
―記憶、その思い込みとこだわりにつきあう―
二〇二三年一〇月二〇日　初版発行
定価　一六五〇円（税込）
著者　齊藤　征司
発行　秋田文化出版株式会社
〒〇一〇―〇九四二
秋田市川尻大川町二―八
ＴＥＬ（〇一八）八六四―三三二二（代）
ＦＡＸ（〇一八）八六四―三三二三
＊

ISBN978-4-87022-613-5
地方・小出版流通センター扱